미슬토
면역 항암요법

오늘 나무가 다 폭풍에 쓰러지는 것은 아닙니다.
모든 씨앗이 다 뿌리 내릴 토양을 찾는 것은 아닙니다.
모든 진실한 마음이
다 인심(人心)의 사막에 유실되는 것은 아닙니다.

— 수팅, 〈이 또한 모든 것입니다〉 —

보완통합의학 암분야 필독서!

미슬토
면역 항암요법

김태식 · 한현수 지음

고려대학교병원 통합의학센터 센터장 **김형규**
안양샘병원 의료원장 **박상은**
추천

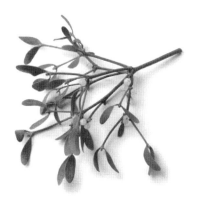

ぴ 중앙생활사

21세기에 들어서면서 질병의 패턴이 급성에서 만성으로 바뀌고 있고, 노인성질환이나 퇴행성질환이 늘고 있습니다. 우리나라와 같이 경제가 급속하게 성장하면서 노령화가 빠르게 진행된 나라도 별로 없는 것 같습니다. 빠른 경제성장은 뜻하지 않은 비만, 고혈압, 당뇨 같은 생활습관병을 빠르게 증가시키고 있으며, 치매나 퇴행성관절염 같은 퇴행성질환 또한 급속히 늘고 있습니다.

현대의학은 급성기질환에는 익숙하지만 생활습관병이나 퇴행성질환에는 아직 부족한 면이 있습니다. 급성기질환과 달리 비만, 고혈압, 당뇨 같은 생활습관병은 병이 왜 생기는지 아직도 잘 모르기 때문입니다.

이러한 현대의학의 부족한 부분을 메워주고 보완하는 분야를 보완의학이라고 합니다. 그러나 보완의학은 왜 효과가 있는지, 어떤 기전에 따라 효과가 나타나는지에 대한 지식이 아직 부족합니다. 이러한 것을 유효성이라고 합니다.

따지고 보면 현재 우리가 보편적으로 사용하는 현대의학도 처음부터 모든 것을 알고 시작한 것은 아닙니다. 오랜 경험으로 축적된 지식을 체계화하고 과학화하여 현대의학이 된 것입니다. 그런 면에서 보완이나 대체의학은 현대의학의 뿌리라고 할 수 있습니다.

김태식 소장님과 한현수 원장님은 제가 아는 보완의학 의사 가운데 암 관련 분야에 경험과 지식이 많은 분들입니다. 환자에 대한 헌신과 사랑 그리고 보완의학 연구에 대한 지칠 줄 모르는 열정은 남이 쉽게 따라하기 어려운 장점입니다.

그것은 헌신하는 환자가 주로 말기암인 경우가 많기 때문입니다. 도움이 절실히 필요한 환자에게 선뜻 나서기 꺼려하는 보완의학으로 헌신하는 것은 내가 해야 한다는 소명의식이 없이는 지속할 수 없는 일입니다. 현대의학을 전공한 전문의가 보완의학으로 암환자의 투병을 도와주는 것은 아무나 할 수 있는 일이 아니기 때문입니다.

이 책은 이러한 저자들의 간절한 염원과 소망이 담긴 결과물입니다.

미슬토 주사요법은 보완의학 중에서는 비교적 널리 쓰이고 작용기전이 많이 알려져 있는 방법입니다. 따라서 이 책을 읽음으로써 많은 사람이 미슬토 주사요법을 이해하리라 믿습니다.

암은 현대의학의 난제임이 틀림없습니다. 그러나 새로운 치료법과 치료제를 개발하여 암치료율은 해마다 높아지고 있고, 약의 부작용 역시 지속적으로 줄어들고 있습니다. 10년 전에 비해 효과는 좋으면서 부작용이 적은 항암제가 속속 개발되고 있습니다. 이레사와 같이 일부 암을 완치할 수 있는 치료제 개발이 현실화되고 있는 것입니다.

바로 이 점이 암으로 투병 중인 환자분들이 희망을 잃지 말아야 하는 이유입니다.

미슬토 주사요법을 소개한 이 책이 암환우 여러분의 희망에 또 하나의 등불이 되기를 기대합니다.

김형규
(고려대학교병원 통합의학센터 센터장,
대한의사협회 보완의학전문위원회 위원장)

보완대체의학 암분야에서 신뢰도가 높은 의약품인 80년 전통의 미슬토 주사제에 대한 책을 발간하게 된 것을 진심으로 축하합니다.

김태식 소장님은 1996년부터 지금까지 암에 관한 보완의학을 연구하고 계시며 샘안양병원 암보완대체의학 연구소장을 역임하시고 현재 G샘병원 통합암센터 고문으로 계십니다. 한현수 원장님은 과거 '사랑의 클리닉' 원장을 역임하셨고, 지금은 분당의 개업현장에서 암환자를 돌보고 계십니다.

두 분은 미슬토 주사제를 포함한 여러 암치료약품과 기타 보완대체의학에 관심과 경험이 많은 이 분야의 전문가들이십니다.

암은 특히 사망원인 1위를 점하면서 전 세계 의학의 주된 정복대상이 된 지 오래되었습니다. 하지만 아직 현대의학의 암치료율이 사람들에게 큰 만족을 못 주고 미흡하기에 이를 돕는 보완대체의학에 대한 관심이 나날이 높아지고 있습니다.

물론 보완대체의학의 암분야에도 해결해야 할 일이 산적해 있습니다. 옥석도 가려주어야 하고 언젠가 제도권에 들어올 수 있도록 연구가 많이 필요한데, 이런 난제를 푸는 데에는 두 분 선생님 같은 분들이 꼭 필요합니다.

특별히 두 분께서는 질병의 근원적인 원인을 규명해내고 육체적인 차원을 넘어 영적인 부분까지 터치하는 내면적 상담을 통해 이미 적지 않은 암환우들에게 큰 힘을 준 것으로 알고 있습니다.

미슬토 주사제와 관련한 이번 책자 발간은 작은 시작에 지나지 않습니다. 인류의 최대 적이라는 암과 벌이는 전쟁에서 나만이 예외일 수 없습니다. 하지만 이를 이겨낼 수 있는 지혜 역시 우리 주위에 분명 있을 것이기에 김태식 소장님과 한현수 원장님의 안내를 따라 함께 걸어간다면 언젠가 깊은 치유의 샘을 발견할 수 있을 것입니다.

다시 한 번 책 발간을 축하하며 추천의 글을 대신합니다.

박상은
(안양샘병원 의료원장,
한국누가회 이사장)

21세기를 지나는 현재 특정의학만으로 해결할 수 있는 병은 거의 없어지는 추세입니다. 각종 성인병, 생활습관병 등 고칠 병보다는 고질병이 오히려 급증하고 있습니다. 또한 암, 마약, 에이즈 등과 국경 없는 전쟁을 벌이고 있고, 정신병, 태풍, 기아, 전쟁, 테러, 화산폭발, 조류독감 등에 전 세계가 고통당하고 있습니다.

2013년에는 225,343명의 신환자가 생겨 하루에 617명, 시간당 25.7명으로 약 2~3분에 1명씩 암환우분이 생겼습니다. 또 2014년 암 사망자 숫자는 76,611명으로 총 사망자수의 28.6%를 차지하며 하루 210명, 시간당 8.7명으로 약 7분여에 1명씩 사망하고 있습니다.

아마 지금의 기대수명인 81세까지 살 경우 암 걸릴 확률은 남자는 2/5명, 여자는 1/3명으로 약 37%라고 추산됩니다. 이런 식으로 계산한다면 앞으로 가족 3명 가운데 1명은 암으로 사망한다는 충격적인 결론이 나올 수 있고, 혹 나아가 미래에는 사망자 2명당 1명이 암환자일 가능성도 유추해봅니다.

암이 증가하는 이유는 많지만 갈수록 환경문제가 심각해지고 노인층이 늘어나고 식생활 등 생활습관의 서구화, 운동 부족, 진단기술의 발달과 조기검진 체계로 인한다고 봅니다.

또한 발표되는 5년 생존율을 보면 많이 증가했는데 그 이유는 아마 조기진단된 분이 늘어나고 소위 예쁜 암이라고 하는 갑상선암이 많아졌고 더불어 치료기술의 발전이라고 생각합니다.

이렇게 해마다 암환자가 증가하는 데 비해 특히 진행암에 있어서 첨단 서양의학의 수술, 항암화학요법, 방사선치료 등은 아직 미흡한 치료 결과를 보이고 있으며, 특히 병기가 3기 이후인 경우에는 더욱 그러합니다. 이에 암치료의 현대의학 분야도 첨단 수술기법, 표적항암과 면역항암요법, 개선된 방사선치료법, 면역치료, 온열요법, 유전자요법으로 다양해지고 있습니다. 또한 조기진단하거나 암 예방책을 찾기 위해 박차를 가하고 있습니다. 하루가 다르게 발전하는 의학이 환자들의 가슴에 따뜻한 체감온도를 느낄 수 있게 해주기를 소원합니다.

암이 절대로 만만한 상대는 아닙니다. 암치료가 끝났다고 암과 싸움이 끝난 것도 아닙니다. 암은 어느 날 갑자기 생긴 것이 아니어서 암이라고 밝혀지기까지는 처음 발암물질에 의한 유전자변화부터 생각하여 개시→촉진→진행까지 따지면 몇 년에서 몇 십 년 걸립니다.

암환자를 단순히 고장난 기계로 취급하면 안 됩니다. 또 나쁜 세포 덩어리의 모임이라 생각해 암을 무조건 없애려 한다고 해서 쉽게 없어지는 것이 아닙니다.

의학의 종류는 몇 가지에 불과하나 이에 속한 요법은 수만 가지에 달할 수 있습니다.

　따라서 현재 현대의학만으로 암치료율이 미흡하므로 비록 현대의학이 암치료의 기본이 된다고 해도 인간을 위해 존재하는 모든 의학의 장점도 마음을 열고 수렴해야 한다고 생각합니다. 부디 의학이 환자중심의 의학으로 발전하기 바라며 통합의학, 전인의학이 확대되기를 기대합니다. 의학도 경험과 과학성이 풍부한 현대의학을 주력으로 하면서 그밖에 보완대체의학, 한방의학, 자연의학, 민속의학 등의 장점도 필요하다면 최대한 수렴하여 암치료에 응용해야 한다고 생각합니다.

　특히 생긴 암을 없애는 것도 중요하나 암을 조장한 만든 사람의 면역적인 관점에서 물, 공기, 음식, 운동, 햇빛, 제독(몸과 마음의 해독), 휴식, 면역강화, 정신과 영적인 건강증진 등을 통하여 암과 싸우는 환자의 자연치유력(면역)을 높이고 삶의 질을 최대한 높여야 합니다. 암은 과거의 모든 나쁜 생활습관을 고치고 인생의 가치관을 바꾸는 계기가 되어야 합니다. 이런 면에서는 교통사고, 뇌졸중보다는 생각할 시간이 많은 병입니다. 면역적인 관점에서 암에 걸렸다는 것은 이미 암면역이 저하되었기에 당연히 진단할 때부터 면역을 고려해야 한다고 봅니다.

　그렇다고 단순히 면역요법만으로 암을 쉽게 제압할 수 있다는 말은 절대 아닙니다. 다만 암치료에 보완적으로 이용할 가능성이 충분하다고 생각합니다. 면역적으로 암이 생길 수밖에, 자라게 할 수밖에 없는 사람이라면 기존의 쓰레기는 청소하고(해독, 제독), 기초공사를 다시

해주어야 암 환경에서 멀어지고 재발과 전이가 줄어듭니다.

특히 몸의 면역성을 충분히 키우고 산성체질을 바꿔주어야 하며 암이 싫어하는 몸만들기는 하루 이틀에 이루어지는 것이 아니므로 인내와 노력이 필요합니다. 현대의학의 체계적인 검진과 첨단과학의 객관화된 진료와 함께 전인적인 관점에서 이루어지는 자연적인 치료법과 인체에 대한 부작용을 최소화하는 보완대체의학의 협력적인 관계는 반드시 필요합니다.

우리는 현대의학 반대론자가 절대 아닙니다. 그렇다고 해서 보완대체의학 예찬론자도 아닙니다. 현대의학도 문제가 있는 것은 사실이나 현대의학 이외 분야는 아직은 문제가 더 많고 큽니다. 이를 줄이려면 절대적으로 과학화, 통계화, 합리화하고 객관화된 증거를 모아서 자료를 구축해야 한다고 생각합니다.

그동안 수많은 암환우(대부분 현대의학에서 예후불량, 포기, 불가 판단이 나온 분)와 상담하면서 앞으로 환우들의 삶의 양과 질을 올리려면 "의학 장르를 구분하지 말고 객관적으로 보아 환자에게 조금이라도 유익하다면 이용할 수 있도록 도와주어야 한다"라는 소신을 갖게 되었는데 바로 이것이 '통합의학'의 기본 개념입니다.

왜 많은 암환자가 현대의학 이외의 것을 찾아 방황해야만 하고, 그 비싼 치료비를 들이면서까지 외국 병원으로 떠날 수밖에 없는지 그 이유를 알아야 합니다.

10년이면 강산도 변하는데 두 번이 변하도록 아직 병원 포기, 난치 암 분야에서 속시원하고 만족할 만한 결과를 못 찾았다는 데 대해 암

환우들께 죄송한 마음을 늘 간직하고 있습니다. 하지만 현대의학에서 답을 못 주는 반이 넘는 암환자에게 가장 올바르고 희망적이며 객관적인 길을 제시하려고 노력할 것입니다. 물론 대상 환자가 거의 현대의학의 영역을 넘어선 분들이라 결코 쉬운 일은 아닙니다. 병원에서 치료된 환자와 가족의 웃음 뒤에는 눈물과 고통 속에서 힘겹게 신음하는 반이 훨씬 넘는 숫자의 환우와 가족이 있다는 사실을 알아야 합니다. 이분들이 무엇을 먹든, 무엇을 하든 대안도 없이 무조건 하지 말라고 하기에는 설득력이 없습니다. 사실 암환자들은 대부분 의료진이 알게 모르게 무언가는 하고 있습니다. 예후가 별로 좋지 않다는 진단을 받은 환자는 더더욱 무언가 찾아다닐 수밖에 없습니다. 그들이 사용하는 제제와 요법, 제품 등에는 의사들이 모르는 것이 꽤 있습니다.

환자들이 물어볼 때 무조건 안 된다고 하는 것은 암치료에 대한 책임도 못 지면서 환자의 요구를 외면하는 것으로 나중에는 원망과 불신만 조장할 수 있습니다. 병원에서 포기한 암환자는 당신과 같은 상황에서도 나은 분이 있다는 말이나 아직도 해줄 것이 있다는 말만으로도 용기와 힘을 얻습니다.

보완대체의학은 '다른' 의학이지 '잘못된' 의학은 아닙니다. 이 보완대체의학적인 면역요법의 일환으로 잘 알려진 것 가운데 하나가 바로 미슬토 주사입니다. 의약품 미슬토 주사를 연구해 사용한 지는 벌써 20년 가까이 되었고 사용한 환우도 꽤 많습니다.

미슬토 주사제는 보완대체의학으로 암을 연구하면서 접해본 제품(의약품 분야) 가운데는 그래도 자료가 가장 많이(논문 수천 편) 나와 있는 것으로 평가되며, 이는 보완대체의학 암연구에서 최고 수확이라고 봅니다. 지금도 계속해서 유럽, 미국에서 좋은 자료가 나오고 있습니다.

또 지금은 국내에서도 몇몇 대학병원을 비롯하여 여러 곳에서 사용하고 있습니다. 사실 유럽에서는 미슬토 주사요법을 주력으로 사용하는 병원도 상당수 있습니다. 여기에는 보완대체의학을 폭넓게 수용하려는 의료진의 패러다임의 변화가 큰 몫을 했다고 생각합니다.

어찌 보면 미슬토 주사제는 국내에서 면역요법을 할 때 가장 안전하고 편하게 권할 수 있는 제제라고 생각합니다. 다만 아직은 미슬토 주사제를 바라보는 시각 차이가 있어 병원에서는 널리 사용하지 않으며, 더구나 방사선장비를 이용한 직주(병소에 직접 주사하는 법)는 국내에서 잘 이루어지지 못하고 있습니다. 그만큼 국내여건은 아직 유럽의 병원처럼 쉽게 상용할 수 없다는 어려움이 있습니다.

다만 미슬토 주사제는 기존 항암제와는 다른 면이 여러 가지 있어 현대의학요법을 보완한다는 측면에서 사용하면 바람직할 것이라고 생각합니다. 또 삶의 질 상승이나 현대요법의 부작용 감소 등 유익한 면도 있습니다. 제조회사는 독일, 스위스 등의 압노바비스쿰, 헬릭소, 이스카도르 등이며 국내에는 세 제품 모두 수입되고 있습니다. 비교적 저렴한 편으로 인슐린처럼 피하주사를 자가로 일주일에 세 번 한다는 간편함도 하나의 장점입니다.

그동안 미슬토 주사제에 관한 책을 쓰고 싶었는데 기회가 되어 참으로 반갑고 기쁩니다. 독일에서 나온 방대한 분량의 책을 옮겨볼까도 했으나 내용이 워낙 어렵고 일반인이 읽기에 다소 무리가 있다고 생각해서 누구나 쉽게 읽고 이해할 수 있는 책을 써보기로 했습니다.

이 책이 발간되기까지 같이 해주신 ㈜한국아브노바 남상옥 대표이사와 학술부 직원들에게 진심으로 감사드립니다. 아울러 이 책의 출판 과정에 심혈을 기울여준 출판사 여러분께도 깊은 감사를 드립니다.

아무쪼록 이 책을 통하여 미슬토 주사제에 대한 정보도 많이 얻고 더불어 환우들의 삶의 질과 양이 향상되기 바랍니다. 저희들의 칼럼이나 개인 글을 인터넷으로 보고 싶으시면 사이트나 카페를 이용하시면 됩니다(www.jfmc.kr | http://cafe.daum.net/lifenpower).

현재 암으로 고통스러워하는 환자와 가족이 세상이 줄 수 없고 사람이 알지 못하는 하늘로부터 내려오는 참 평화를 얻으시길 진심으로 소원합니다.

김태식 · 한현수

차 례

축하의 글   004
추천의 글   007
들어가는 글   009

part 01   '미슬토'란 무엇일까

기생식물 미슬토   023

part 02   미슬토 생태학

미슬토의 생태   033
쉬어가기 _ 겨우살이 이야기   038

part 03   미슬토, 무엇을 기대할 수 있나

미슬토 이해하기   043
Motive : 삶의 동기 부여   044
Increase QOL : 삶의 질 증진   047
Stimulation of Immune system : 면역기능 높이기   051
Tailor made : 맞춤치료   053
Life prolongation : 수명연장   057
Emotional stability : 정서적 안정   061

Thermal up : 체온상승으로 컨디션 끌어올리기　065

쉬어가기 _ 면역세포도 말을 듣는다　068

part
04
면역이란 무엇인가

면역의 의미　073

체액성 면역과 세포성 면역　075

정신-신경-면역계　078

스트레스와 면역　082

쉬운 면역력 체크법　086

면역검사와 암 발생　089

암세포　094

면역감시기구　098

암 면역반응　101

사이토카인　104

면역세포　106

면역탈출　110

침윤, 전이　114

수술요법, 항암화학요법, 방사선치료　116

면역요법　124

part
05
미슬토 주사제의 항암 면역성분

미슬토 주사제 성분의 실험적 연구　131

미슬토 주사제 성분의 균일화　134

미슬토 렉틴　137

비스코톡신　150

쿠탄 펩타이드 153

다당류 154

소포 156

알칼로이드 158

미슬토 주사제 성분이 서로 미치는 영향 159

그밖에 미슬토 주사제의 다양한 면역기능 162

part 06 미슬토 주사제의 독특한 기능

수지상 세포 자극 167

신생혈관생성 억제 170

엔도르핀 분비 173

DNA 보호 175

방사선치료와 항암제 사용 후 골수기능회복 178

part 07 미슬토 주사요법의 시기

미슬토 주사요법은 언제 실시할까 183

수술 전에 사용할까, 수술 후에 사용할까 185

어떤 경우 실시하는 게 효과적일까 186

쉬어가기 _ 유방암은 수술 후 10년을 조심해야 한다 188

part 08 치료 후 일어나는 반응

면역반응 193

국소 염증반응(발적) 196

발열반응 199

미슬토 주사약제의 종류, 투여방법, 부적응증

미슬토 주사약제의 종류   205

미슬토 주사약제의 투여방법   208

미슬토 주사약제의 부적응증   216

국내 보완대체의학의 암 분야와 면역요법의 현실

암 분야의 보완대체의학과 면역요법의 현실   221

삶과 죽음은 시험할 수 없다   228

의학의 장단점을 파악하자

본인 암철학(통합의학적 암치료와 전인건강)을 지향하고
열심히 강의, 홍보하는 이유   239

부록

미슬토 주사제 면역요법 안내서   272

What is Mistletoe Therapy   279

참고문헌   288

part 01
'미슬토'란 무엇일까

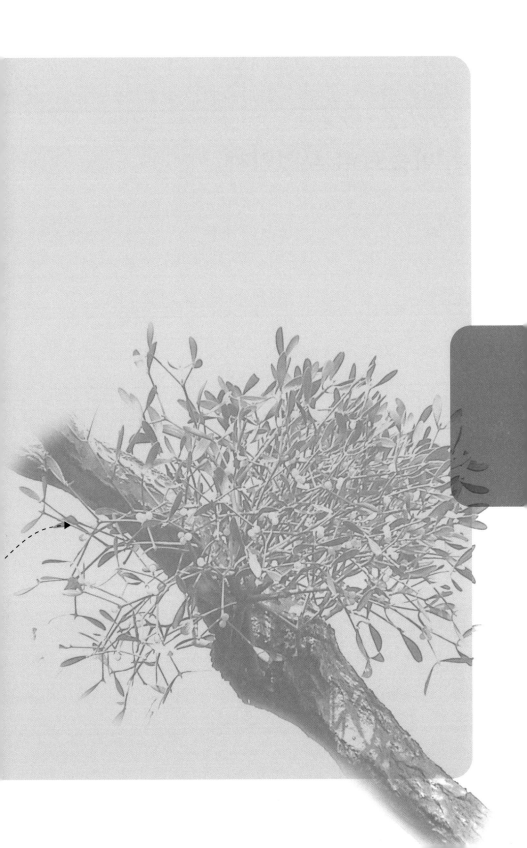

part 01
'미슬토'란 무엇일까

꽃 피어
너는 나에게 웃고

꽃 지고
나는 너에게 운다

어느새 꽃이
마음의 詩가 되었다

- 靑林 -

⚜ 기생식물 미슬토

미슬토(Mistletoe)를 우리는 보통 '겨우살이'라고 한다. 겨우살이는 다른 나무에 기생하여 겨우겨우 살아가기 때문에 그렇게 불러왔다. 미슬토는 체내에 기생하는 암처럼 살아가는 나무다. 식물세계에서 암 같은 존재를 인간세계의 암치료제로 사용한다니 신기하지 않은가?

미슬토(겨우살이)의 자태는 신비함과 아름다움 그 자체다. 겨울철에 피는 미슬토꽃은 더욱 낭만적이다. 미슬토는 사계절 늘 푸르다. 눈꽃이 피어 은빛 꽃가루가 풀풀 날릴 것 같은 나무 위에서 파란 하늘을 향하여 푸른 잎과 하얗거나 노란 열매를 드러내는 겨우살이는 참 아름답다.

그래서 어느 시인은 하얀 겨울의 푸른 겨우살이 잎을 보며 "어미 품에 안겨 젖을 먹는 겨우살이는 늘 푸르다"라고 했다.

겨우살이는 겨우겨우 살아가는 나무이다
다른 나무에 기생하여 목숨을 유지한다
그러나 나무는 겨우살이를 미워하지 않고 품는다
남의 자식이지만 어미가 되어 품는다
겨우살이는 어미나무의 수액을 빨아 먹고 살아간다
겨우살이는 받을 줄만 알지 줄 줄은 모른다
겨우살이가 크게 자라면 나무는 죽는다
겨우살이는 항상 푸른 잎을 가진다
생명들이 깊은 잠을 자는 겨울에 더 푸른빛을 낸다
어미 나무의 희생으로 겨우살이가 빛을 발한다
어미 나무는 십자가에서 죽은 예수와 같다
우리는 겨우살이와 같은 인생이지만 새 생명에 목말라 한다
그리고 그들처럼 늘 하늘을 향한다

겨우살이의 생태를 알고 싶어 깊은 산을 다니게 되면 어느덧 시인이 되고 철학자가 되어 산을 누비며 깊은 묵상에 빠지게 된다. 겨우살이의 삶이 주는 의미가 깊기 때문이다.

미슬토는 유럽에서 오래전부터 크리스마스트리 장식으로 애용한 축복의 나무다. 미슬토를 신의 선물로 생각한 것이다. 지금도 유럽 사람들은 새해에 미슬토가 평안과 건강, 행운을 가져다준다고 믿는데, 연인들이 미슬토 장식품 아래를 지나갈 때에 서로 입을 맞추면 좋은 부부가 되어 자손에게 복이 내린다는 풍습이 있을 정도다.

이런 미슬토에서 뽑아낸 주사제가 유럽에서는 보편화되어 있으며, 우리나라의 인삼만큼이나 흔히 사용한다.

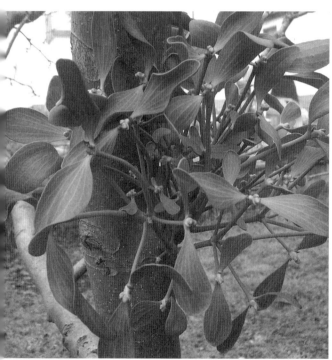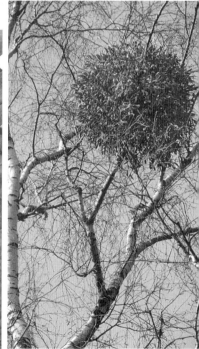

▶ 숙주나무에서 기생하는 미슬토

미슬토는 서양은 물론 동양에서도 신성한 식물로 여겨왔다. 치료제로서 미슬토는 역사가 몇 천 년이나 되었다. 이미 기원전에 히포크라테스는 미슬토를 해독제로 사용했다. 지난 2세기 동안 미슬토는 종양치료 외에도 관절염, 피부병, 고혈압, 동맥경화, 당뇨, 천식, 간질, 신경통, 생리불순에 사용되었다.

전통적으로 한국에서는 겨우살이(Viscum album coloratum)를 상기생(桑寄生)이라고 하면서 당뇨, 고혈압, 동맥경화증 등에 사용했다.

미슬토는 겨울에 아름다운 자태를 드러낸다. 겨울에도 푸르다는 뜻으로 동청(冬靑)이라는 한자 이름도 붙었다. 하지만 겨울에만 푸른 것이 아니고 언제나 푸른 상록수다. 다만 봄, 여름, 가을에는 무성한 숙주 나뭇잎에 가려 눈에 잘 띄지 않을 뿐이다.

겨우살이에는 노란 구슬 같은 열매가 달려 있는데(서양 것은 하얀 것이 많다) 아주 먹음직하게 보이기 때문에 새가 즐겨 먹는다. 새 뱃속에 들어간 열매는 완전히 소화되기 전에 껍질만 녹아서 씨앗에 과육을 묻힌 채 새똥과 함께 배출된다.

그런데 껍질이 제거된 과육에는 접착성분이 있다. 이 씨앗이 나뭇가지에 닿으면 과육과 함께 굳어지면서 씨앗을 나뭇가지에 단단하게 고정하는 것이다. 봄이 되면 기생뿌리가 자라나 미슬토는 기생에 성공하게 된다.

이처럼 미슬토는 다른 나무에 기생해 살아가며 꽃을 피우고 열매를 맺는다. 그러한 모습을 보고 유럽인은 미슬토를 불사신이라고 생각했다.

철학적으로 사고하던 인지의학자들은 미슬토의 그러한 모습에서 치료제로 쓰일 가능성을 보았다.

미슬토 주사제는 독일 정신과학의 일종인 인지학이 기초가 되어 약품으로 개발되었다. 인지학은 인간을 초감각적인 세계와 연관지어 이해하려는 루돌프 슈타이너((Rudolf Steiner, 1861~1925)의 이론이다.

슈타이너는 미슬토 추출물에 종양치료 물질이 들어 있다고 1916년에 처음으로 언급했다. 그리하여 그의 이론을 존중하던 주위의 의사들이 미슬토 주사약제인 이스카도르를 개발했고, 1926년에 이스카도르라는 이름으로 판매하기 시작했다. 오늘날에도 슈타이너 의학에 관심이 있는 의사들이 여러 병원에서 미슬토 주사제를 연구하고 있다.

슈타이너는 악성종양을 인체에서 자라나는 기형으로 인식했다. 그는 종양의 성질이 숙주나무에 기생하는 미슬토의 모습과 흡사하다는 점을 보고 연구를 시작하게 되었다고 한다. 미슬토는 성장하는 데 필요한 영양분을 대부분 숙주나무에서 섭취한다. 그러니 식물 영역에서는 일종의 종양 같은 존재다.

처음에 이런 정신과학적인 논리는 현대의학으로는 이해하기 어려운 부분이었다. 이것이 의사들이 미슬토 주사제를 종양치료제로 투여하는 데 소극적인 이유다. 그러나 미슬토 주사제 성분이 현대의학적인 관점에서 연구되어왔고, 암치료할 때 여러 가지 면에서 도움이 된다는 것이 밝혀지면서 정신과학적인 논리가 설득력을 얻게 되었다.

오늘날 독일에서 미슬토 주사요법은 생물학적 치료 기준에 따라 사용된다. 이 방법은 보조요법뿐 아니라 단독으로 대증요법차원에서 사용하거나 방사선치료 또는 항암치료와 함께 사용한다. 현재 보완대체의학적 치료방법은 의사 추천으로 종양환자 3분의 2가 사용한다.

비전통적인 암치료법 가운데 미슬토 주사제가 가장 많이 사용되는 처방법이다.

그러나 병의 완벽한 호전을 위해 미슬토를 사용하지는 않는다. 미슬토 주사치료의 가장 중요한 목적은 삶의 질을 높이고, 진통제 사용을 줄이며 종양의 고통 약화, 식욕 촉진, 체중증가 유도, 면역력 증강, 전염성 감소, 항암제 부작용 감소에 있다.

또 미슬토 주사치료를 함으로써 암 재발을 방지하며, 삶의 질을 높임과 동시에 몇 년 동안 종양 성장이 멈추는 것과 생존기간 연장을 기대할 수 있다.

미슬토 주사제는 유럽의 10여 개 회사에서 개발되었고, 스위스의 루카스병원과 독일의 웨셀브론(Öschelbronn)병원을 포함한 수많은 병원에서 미슬토 주사를 연구하고 있으며, 암을 치료하는 의사들의 오랜 임상경험을 바탕으로 환자들에게 사용하고 있다. 국내에서는 1994년경에 처음으로 미슬토 주사제를 사용하기 시작했으며, 지금은 많은 대학병원과 암클리닉에서 사용한다.

part 02
미슬토 생태학

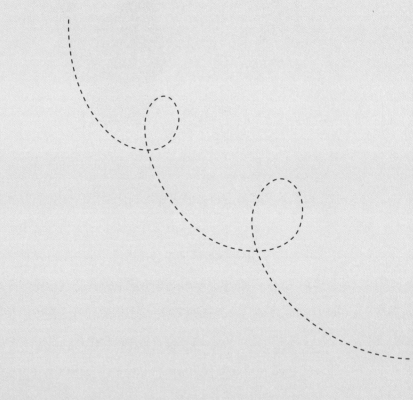

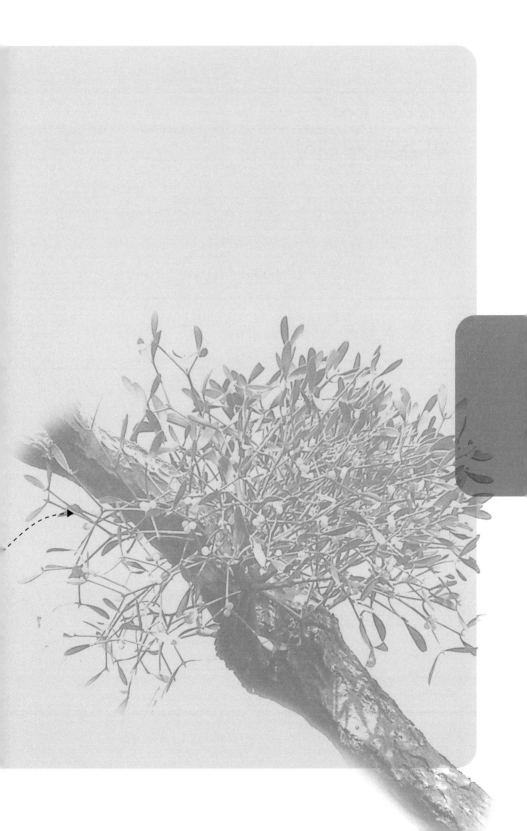

part 02
미슬토 생태학

나는 생각한다. 나무처럼 사랑스러운 시(詩)일랑
결코 볼 수 없으리라고…… 시는 나와 같은 바보가 쓰지만
나무를 만드는 이는 오직 하느님뿐.

- 킬머, 〈나무들〉 -

⚽ 미슬토의 생태

넓은 의미에서 미슬토라고 할 수 있는 식물은 1,500여 종이 있다. 미슬토는 기생식물이며 다양한 숙주나무를 삶의 파트너로 삼고 있다. 유럽에서는 흰 딸기 모양의 열매를 맺는 흰색장과미슬토(white berry)가 광범위하게 퍼져 있고, 우리나라에서는 지리산 일대와 강원도에 노란 딸기 모양의 열매를 맺는 노란색장과미슬토(yellow berry)를 발견할 수 있다. 유럽과 우리나라의 미슬토는 성분에 약간 차이가 있다는 것이 최근의 연구 결과다.

미슬토는 사시사철 푸르고 둥근 모양을 이루는 나무로 지름이 1.4m까지 이른 것도 있으며 새들이 씨앗을 널리 퍼뜨린다. 미슬토는 활엽수 위나 침엽수인 소나무(Pinus) 위, 전나무(Abies) 위에서 잘 자란다.

미슬토가 잘 자라는 대표적인 활엽수로는 사과나무(Malus), 떡갈나무(Quercus), 서양물푸레나무(Fraxinus)가 있다. 항암성분으로 알려진 렉틴 함량이 많은 물푸레나무와 떡갈나무의 미슬토는 흔하지 않다. 미슬토는 햇빛이 충분하고 습기가 어느 정도 있으면 어느 곳에서든 잘 번성한다.

미슬토는 성장과정이 특이하다. 필자들이 연수한 독일 웨셀브론 병원의 쉬어(Sheer) 박사는 미슬토의 식물학적인 생태학을 가장 깊게 연구한 사람이다. 그에 따르면 미슬토는 일반식물과는 거의 모든 점에서 다르다고 한다.

미슬토는 나무 위에서 자랄 뿐만 아니라 뿌리는 없고, 단지 휘묻이 가지만 있는데, 이를 통하여 숙주나무의 줄기에 자리를 잡는다. 휘묻이 가지가 나무에서 뻗어나가는 모습은 흙 속에서 뿌리가 뻗는 것과는 전혀 다르다. 휘묻이 가지는 밖으로, 나무의 주변부로 성장해 나간다. 그리고 휘묻이 가지를 통하여 숙주나무에서 수분과 미네랄을 공급받는다.

미슬토는 스스로 광합성을 할 수 있기 때문에 반기생(半寄生) 식물이다. 미슬토의 뿌리를 따라 숙주나무를 잘라보면 완전히 한 몸을 이룬 듯한 착각이 들 정도다. 그러면서 미슬토는 숙주나무와는 전혀 다른 독특한 성분을 만들어낸다. 쉬어 박사에 따르면 미슬토는 자신이 필요한 유기영양소를 직접 만들어내는 것이 또 하나의 신비스러운

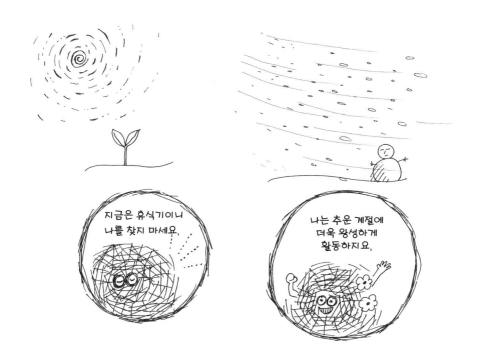

점이라고 한다.

즉 미슬토는 모든 식물과 마찬가지로 햇빛의 도움을 받아 잎과 줄기의 엽록소를 통해 스스로 광합성작용을 한다. 그러나 이러한 광합성작용으로 필요한 유기영양소를 스스로 합성할 수도 있지만, 미슬토는 유기물질의 상당부분을 숙주나무에서 공급받는다.

미슬토는 연구할수록 흥미로운 점이 많은 식물이다. 미슬토는 겨울철에 왕성하게 발육한다. 다른 식물이 꽃을 피우며 열매를 맺을 여름철과 가을철이 미슬토에게는 휴식 기간이다. 미슬토는 2월에 꽃이 피고 11월과 12월에 열매를 맺는다.

미슬토의 잎은 표면과 이면이 뚜렷하게 구분되지 않는다. 잎은 태

양을 향하지 않고 이산화탄소가 통행하는 기공이 이면까지 뒤덮여 있다. 그리고 반기생 식물에서만 볼 수 있는 독특한 5개의 도관이 잎을 장식하고 있다. 이러한 미슬토의 독특한 생태가 질병을 치료하는 독특한 성분을 만들어낸다고 본다.

미슬토는 매우 느리게 자란다. 다른 식물은 싹이 튼 뒤 짧은 시간 안에 많은 잎을 내는 반면 미슬토는 싹이 돋기 시작한 지 2년이 지나야 비로소 작은 잎 두 개를 띄운다. 그리고 5년이 지나야 처음으로 꽃이 피기 시작한다. 미슬토는 빛과 중력에 무관하게 360도 모든 방향으로 자라난다. 그리하여 공 모양의 형태를 띠어 멀리서 보면 마치 새집처럼 보이기도 한다.

개인의 체질과 성향에 따라 미슬토 주사제를 투여하는 의사들이 있다. 대표적인 사람으로는 독일의 헤머리히(Hemmerich) 박사를 들 수 있다. 그는 여덟 명의 의사와 함께 경험을 쌓는 과정에서 그러한 치료방법에 대해 확신하게 되었다고 들려주었다. 그들의 방법은 우리나라의 사상의학과 비슷한 것 같았다. 과학적인 방법은 아니지만 인지학적인 관점에 근거하여 시행한다고 보면 된다.

헤머리히 박사에 따르면 솔직하고 상처받기 쉬운 사람들은 사과나무 미슬토 주사제(M제제)에 잘 반응하고 떡갈나무 미슬토 주사제(Q제제)에는 잘 반응하지 않는다고 한다. 자신의 분노를 속으로 삭이는 사람에게는 전나무 미슬토 주사제(A제제)를 투여한다.

전나무의 장대한 모습을 보면 침 모양의 가지가 외부에서 다가오는 것에서 내면을 보호하는 것과 관계가 있을 거라 생각했기 때문이라고 한다. 그러나 위와 같은 방법은 과학적인 근거가 부족하여 많은 의사들이 사용하지는 않는다.

　미슬토 주사제 중에서 약품으로 개발된 숙주나무들은 물푸레나무, 떡갈나무, 사과나무, 단풍나무, 전나무, 소나무 등인데, 치료 초기에 숙주나무 선택은 일반적으로 종양의 원발부위와 암의 전이 정도를 보아 결정한다. 그리고 치료경과를 보면서 약품을 바꿀 수 있다. 대개 초기암에는 면역력 강화와 재발방지를 위한 숙주나무(A, M, F, Q제제)를 선택하고, 전이성 말기암에는 항암성분이 강한 숙주나무(F, Q제제)를 선택한다.

겨우살이 이야기

겨우살이는 생물학적 특성 때문에 무려 2,000년 전부터 인간의 지대한 관심을 받아왔다. 생물학적인 특성은 약용으로, 예술작품으로, 성스러운 식물로 인류의 삶에 많은 영향을 미치는 것이다. 하지만 겨우살이는 숙주식물인 나무에 직접적인 피해를 주는 반기생식물이다. 유럽에서는 1960년부터 전나무나 구주적송에 겨우살이가 대단히 많이 나타난다는 보도와 연구결과를 접할 수 있다.

1,500여 종의 겨우살이 가운데 비스쿰(Viscum)이라는 속에 속하는 항상 잎이 푸른 종류는 70여 종인데, 우리나라에서는 몇 종류 나타나지 않는다. 연노란색의 겨우살이 열매에서부터 흰빛을 띤 열매가 있고, 열대우림지역에서는 빨간 열매를 맺는 겨우살이도 나타난다.

겨우살이가 살아가려면 새들의 도움이 절대적으로 필요하다. 겨우살이의 열매는 새들에게는 겨울을 나는 데 반드시 필요한 중요한 식량이다. 겨우살이의 열매 속에 있는 씨앗은 새들이 먹고 배설하는 과정에서 외부로 나와 나뭇가지에 붙어서 살게 된다. 겨우살이는 빛과 따뜻한 온도를 선호하는 식물로, 특별히 숙주나무의 말랑말랑한 어린 가지에서 주로 번창한다. 그렇기 때문에 겨우살이를 보려면 나무의 가장 윗부분에서 찾아야 한다.

겨우살이는 아주 천천히 성장하는 식물에 속한다. 씨앗에서 발아하여 2년이 지나야 비로소 가지가 둘로 나뉘기 시작해 마침

내 두 갈래로 갈라지면서 성장하는데, 이는 1년에 단 한 번만 일어나는 현상이다. 마치 어릴 때 만들어 가지고 놀았던 딱총 모양을 하고 있어서 두 갈래로 갈라진 횟수를 세어보면 겨우살이의 나이를 알 수 있다.

겨우살이의 수명은 대략 30년을 넘지 않는 것이 보통이며, 씨앗이 발아하여 5년이 되는 해에 연노란 초록색 꽃이 피고 열매가 맺히기 시작한다. 겨우살이는 암수딴몸인 자웅이주식물이다. 다시 말하면 암컷과 수컷이 따로 있는 식물이다.

새가 먹은 겨우살이의 열매에서 씨앗이 배설되어 어린 나뭇가지에 붙으면 1차 흡입뿌리가 발달하는데, 이것이 곧 어린 가지의 형성층까지 파고 들어가게 된다. 하지만 형성층 부위에서 거의 머물며 더 깊이 들어가지는 않는다. 겨우살이는 대부분 건강하지 못한 나무에서 더 번창하는 것이 일반적이다. 겨우살이는 대체로 따뜻한 곳을 선호하기 때문에 해발 1,200m를 넘어서면 거의 나타나지 않으며, 건조하고 따뜻한 곳을 선호하는 양수성을 띤 식물이다.

겨우살이는 숙주식물의 높이생장과 넓이생장을 저해하는데, 한 나무에 겨우살이가 많이 나타나면 그 나무는 죽는다. 유럽에서는 겨우살이의 가지나 열매를 크리스마스 장식용으로 널리 활용하며, 독성이 있어서 약재나 특히 항암치료제로 많이 연구한다.

남효창 박사(숲연구소 소장)

part 03
미슬토,
무엇을 기대할 수 있나

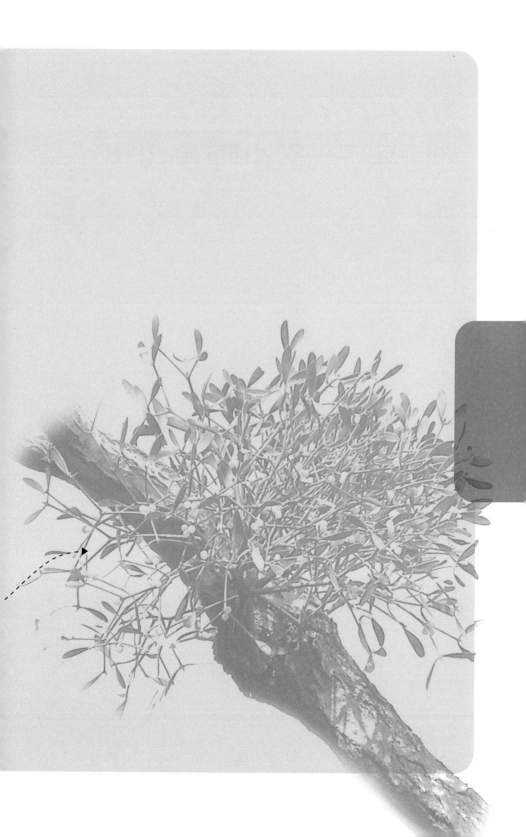

part 03
미슬토, 무엇을 기대할 수 있나

한잔의 물이 되어 / 그대의 목마름을 씻어주고 싶다
자다가 마시는 머리맡의 물이면 좋겠다 / 그대의 손에 닿는 투명유리잔
그대의 꿈을 여행할 수 있는…… / 그래서 이 밤, 그대의 영혼에 이르러
같이 기도하고 싶다
- 한현수, 〈한 잔의 물〉 -

✿ 미슬토 이해하기

미슬토의 영문명 MISTLETOE의 첫 글자로 미슬토를 이해할 수 있도록 7개의 꼭지 글을 만들었는데, 하나씩 알아보자.

M	Motive	삶의 동기 부여
I	Increase QOL	삶의 질 증진
S	Stimulation of immune system	면역기능 높이기
T	Tailor made	맞춤치료
L	Life prolongation	수명연장
E	Emotional stability	정서적 안정
T	Thermal up	체온상승으로 컨디션 끌어올리기

⚙ Motive : 삶의 동기 부여

세상에서 가장 아름다운 것은 생명이고 가장 귀한 것도 생명이다. 생명을 회복하는 것은 암환자들에게 삶의 현실이요 희망이다. 암을 진단받고 치료받는 과정에서 생명력을 잃어버리면 참으로 안타깝다. 절망과 고통을 겪으면서 지쳐 있을 때 미슬토는 생명력을 회복하게 해줄 것이다.

미슬토가 가지고 있는 끈끈한 생명력이 치료하고 회복하는 데 도움이 되기를 바란다. 생명은 쉽게 포기해서는 안 된다. 의사는 섣불리 판단하여 환자의 삶의 의지를 꺾어서도 안 되고, 그럴 권한도 없다. 생명의 주인은 생명을 만든 조물주에게 있기 때문이다.

암에 걸리면서 삶의 희망마저 잃어버린다면 참으로 안타까운 일이다. 암을 선고받고 앞으로 얼마나 더 살 수 있을지 의사에게 듣는 순간 환자는 남아 있는 삶이 무미건조해지며 절망감과 무력감이 몰려온다. 마치 사형선고를 받는 것처럼 충격적이라고 한다.

아직까지 암은 대부분 진행된 상태에서 발견되는 경우가 많다. 그래서 어떤 치료를 받아야 좋은지 그리고 효과적인 다른 치료방법은 없는지 고민하게 된다. 그러한 정보에 대해 자세하고 자상하게 설명을 들으며 어떻게 치료받을지 생각해볼 여유도 없이 수술, 항암제투여, 방사선투여라는 공식화된 치료에 불려 다니다가 삶의 희망을 잃어버리는 경우가 많다.

이제 미슬토를 통해 가능성을 발견하고 희망을 보자. 미슬토 주사제 같은 면역요법은 치료의 방향을 명확하게 해준다. 수술이나 항암 치료의 중요성과 심각성도 일깨워준다. 수술과 항암제 투여시기를 놓치지 않도록 도와주며 모든 치료에 자신감을 준다.

어떤 환자는 잔여수명 2개월을 선고받고 항암제투여를 권유받는 경우가 있다. 마땅히 치료할 방법이 없으므로 수명을 약간 연장하기 위해 항암제를 맞아야 한다는 것이다.

이 경우 치료 결과는 실망감만 안겨줄 뿐이다. 남은 인생이 얼마나 힘들고 고달플 것인가. 그들에게는 겨우 목숨을 부지하는 차원을 넘어 의미 있는 삶을 살도록 도와주는 것이 올바른 치료방법이다. 미슬토 주사제는 그런 면에서도 만족감을 줄 수 있다.

P씨(여, 55세, 대장암)는 7년 전에 대장암을 수술한 후 지금까지 지속적으로 미슬토 주사제로 치료하면서 삶의 의미를 찾았다고 한다. 대장암 수술 후 간에까지 전이되어 혼란에 빠진 적이 있었지만, 지금은 간 부위의 종양이 깨끗하게 나았다.

여전히 재발에 대한 두려움은 있지만 미슬토 주사요법을 하면서 자신감을 갖게 되었고, 주위의 암환자들을 직접 찾아가 봉사하며 자신의 경험담을 들려주기도 한다. P씨는 암이 진행되는 것에 대한 실망감으로 삶의 의미를 잃고 있을 때 미슬토 주사치료를 알게 된 것이 큰 축복이었다고 말한다.

⚙ Increase QOL : 삶의 질 증진

　요즈음 강조되는 웰빙에서 가장 중요한 것은 '삶의 질(Quality Of Life, QOL)'의 변화와 개선이다. 21세기 의학의 흐름은 과거와는 많이 달라서 가능한 한 환자에게 고통을 적게 주는 치료법이 주류를 이루고, 수술 대신 비수술적인 방법으로 대체되고 있다. 고통을 주는 치료법은 줄어들고 삶의 질에 초점을 두는 치료법이 등장한 것이다. 그래서 모든 치료가 더욱 섬세해지고 포괄적인 방향으로 흘러가고 있다.

　아직까지 암에 대한 현대의학적인 치료는 삶의 질을 고려하지 않고 있다. 현대의학은 아직 그럴 만한 여유가 없다. 의사들마저 암환자에 대한 따뜻한 배려나 인격적인 보살핌에 관해서는 큰 관심이 없다. 최근에 호스피스를 전문으로 하는 완화의학이 자리 잡고 있고, 호스피스 전문병원이 많아지는 것은 고무적인 일이다.

미슬토 주사요법은 환자의 삶의 질을 높여준다. 미슬토를 처음 도입하여 쓰기 시작한 인지의학자들은 이러한 점을 고려했다. 유럽에서 그들은 현대의학만을 고집하는 사람들보다 인격적이고 따뜻하다고 알려져 있다. 환자들이 항암제나 방사선치료를 받는 과정에서 육체적으로 심하게 손상당하고, 정신적으로 지치고, 치료 부작용으로 삶의 질이 현저하게 떨어진 것을 미슬토는 상당부분 좋게 만들어준다.

간암환자에게 미슬토 주사제를 투여할 경우를 예로 들어보자. 독일 베를린의 하벨회외(Havelhöhe)병원은 간암치료에 미슬토 주사제를 사용해온 대표적인 병원이다. 간암환자들은 미슬토 주사제를 투여받고 난 뒤 질병의 실질적인 호전과 더불어 삶의 질이 70% 이상 개선되었다고 보고했다. 즉 전반적인 건강상태가 좋아졌는데, 암으로 인한 통증 감소, 식욕과 체중 증가, 수면 호전, 피로감과 우울감 해소뿐 아니라 신체 조직이 따뜻해지고, 방사선치료나 항암치료 부작용이 현저하게 줄어드는 것으로 나타났다.

삶의 질이 어떻게 변했는지 구체적으로 아는 방법으로 설문지를 이용한다. 설문지는 일상적인 생활(식사, 움직임의 정도, 노동, 수면, 취미활동)에 대하여 답하고, 암환자들이 흔히 경험하는 증상(통증, 소화문제, 식욕, 변비, 피곤, 허약감, 어지러움, 긴장감, 정서적인 안정감)을 스

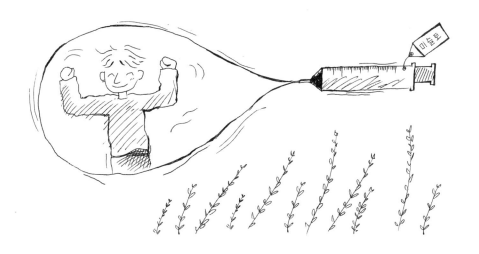

스로 구체적으로 평가할 수 있도록 되어 있다. 미슬토 주사요법을 실시한 후 한 달쯤 지나서 검사해보면 삶의 질이 좋아지고 있음을 알수 있다.

암의 상태나 항암제와 방사선치료의 강도에 따라 변동폭이 있을 수 있지만 미슬토 주사요법을 하는 경우와 그렇지 않은 경우 삶의 질에 차이가 난다. 미슬토 주사치료를 받은 환자들은 대부분 활동능력이 좋아졌고, 식욕을 다시 찾았으며, 더 편안한 수면을 취할 수 있었고, 감염에 대한 저항률이 높아졌으며, 몸이 따뜻해져 기분이 좋아졌다고 했다.

사람들은 대개 건강하게 오래 살되 고생하지 않고 편하게 죽기를 바란다. 삶의 질과 아울러 죽음의 질(Quality Of Death, QOD)도 중요하게 여기는 것이다. 최고의 QOL과 최적의 QOD는 인생에서 가장 큰 축복이다. 호스피스 치료 또한 죽음의 질을 올리는 데 목적이 있다.

미슬토 주사제는 호스피스 단계에서 사용하더라도 죽음의 질을 높여준다. 특히 통증을 예방하거나 줄여주며 임종의 고통을 덜 느끼게 하는 효과가 있다.

⚙ Stimulation of Immune system :
면역기능 높이기

미슬토 주사제가 면역기능을 자극한다는 것은 잘 알려진 사실이다. 과학자들은 나이가 들면서 암 발생률이 높아지는 것은 면역기능 저하와 관련이 있다고 생각한다. 그렇다면 면역기능을 올려주는 것과 암치료는 어떠한 상관관계가 있을까? 극히 몇 가지를 제외하고는 면역기능을 높이면 암치료에 절대적으로 도움이 된다. 면역기능의 상실은 암의 재발과 전이를 촉진하기 때문이다.

면역요법은 암환자들의 수술, 항암제 투여, 방사선요법에 이어 제4의 암치료 방법으로 대두되고 있다. 면역요법에는 크게 면역세포요법과 면역자극요법이 있다. 면역세포요법은 자신의 면역세포를 체외배양하여 본인에게 주입하는 방법인데, 대표적으로 수지상 면역요법과 B세포면역요법이 있다.

그러나 이런 방법은 비용이 많이 들 뿐만 아니라 아직까지 확실한 효과를 거두지 못하고 있다. 면역자극요법은 미슬토 주사요법이나 인터페론 같은 것이다. 미슬토 주사제를 인체에 투입하면 면역계의 반응이 일어난다. 면역계의 반응에는 특정세포에만 반응을 일으키는 특이적 면역반응과 이물이라고 여겨지는 것에 무조건 반응을 일으키는 비특이적 면역반응이 있다.

특이반응에는 T세포와 B세포가 해당되고, 비특이적 반응에는 NK세포, LAK세포, 마크로파지 등이 있다. 미슬토 주사제는 두 가지 모두에 반응을 일으킨다. 암세포에 직접 상처를 입히는 것은 비특이적 반응을 일으키는 면역세포들이다. 그러나 이런 세포들은 T세포가 분비하는 물질(사이토카인)의 도움을 받아 활성화되었을 때 힘을 발휘할 수 있다. 면역기능에 관하여 뒤에 자세히 소개하겠지만 면역기능을 무시한 현대의학적 치료에는 한계가 있음을 지적하지 않을 수 없다. 항암요법이든 방사선요법이든 면역기능의 상실을 무시하고 치료를 강행할 때 회복할 수 없는 문제점이 발생할 수 있다. 면역기능을 상승시키는 미슬토 주사요법 같은 치료방법을 병행하면 더 좋은 암치료 성과를 거두게 된다.

미슬토 주사요법은 면역기능 상승효과가 있다는 점만으로도 현대의학의 보완요법으로 좋은 기능을 할 수 있다.

⚙ Tailor made : 맞춤치료

개인의 유전자 상태가 치료효과를 좌우할 수 있다. 그래서 유전자적인 특성에 따라 치료방법을 달리하는 것은 획기적인 치료라고 할 수 있는데, 이것을 맞춤치료라고 한다. 특이한 유전자적 특징을 찾아낸다면 맞춤처방, 맞춤의학, 맞춤식품 같은 시대를 열 수 있다. 21세기에는 내가 무슨 음식을 먹어야 하고 어떠한 약물이 효과적인지를 과학적인 데이터를 가지고 설명할 수 있으리라고 생각한다.

인간의 17번째 염색체에는 TP53이라는 유전자가 있다. 이 유전자는 고장 난 DNA를 치료하고, 암세포의 전이를 억제하며, 특히 암세포의 자살에 결정적으로 관여하는 유전자다. 그래서 이 유전자를

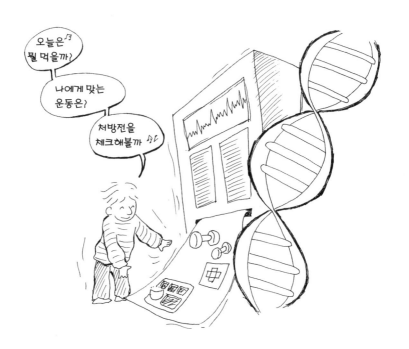

게놈의 수호천사라고 한다. 암치료법은 대부분 유전자 TP53과 그
것과 관계된 유전자들을 자극하여 세포자살(apoptosis)을 유도함으
로써 효과를 발휘하는 것으로 알려져 있다.

예전에는 항암제나 방사선이 DNA 분열에 손상을 주어 암세포를
죽인다고 여겼지만 지금은 그렇게 생각지 않는다. 많은 암세포가 항
암제에 반응하지 않는 것은 TP53이 망가져 있기 때문이다. 암환자
들의 55% 이상에서 TP53의 돌연변이를 볼 수 있다.

특히 폐암환자들의 항암제 성공률이 떨어지는 이유도 폐암환자
들은 대부분 TP53이 망가져 있기 때문이다. 이러한 경우 무모하게
항암제를 투여하면 고통만 가중할 뿐이다.

암 진단을 받고 난 뒤 환자에게 주어지는 공식은 수술, 항암치료 또는 방사선치료다. 특히 항암치료의 경우 과연 자신에게도 효과가 있을지 의문이 있는데도 '해봐야 알 것'이라는 의사의 대답에 실망하게 된다.

음식도 자신의 체질에 따라 소화가 잘되는 음식도 있고 알레르기가 발생하는 음식도 있다. 앞으로는 어떠한 치료가 자신에게 효율적일지 개인이 지닌 특성에 따라 달리 대응할 수 있을 것이다.

미슬토 주사치료도 개인의 유전자 특성에 따라 적용할 수 있다. 유전자의 돌연변이 상태에 따라 미슬토 주사치료의 방향을 결정할 수도 있다. 예를 들어 TP53의 돌연변이가 있는 경우에는 미슬토 주사제 성분인 렉틴에 의한 세포자살을 기대하기 어려울 것이다. 그런 경우 면역증강 효과만을 기대해야 한다. 그리고 암세포의 급성장과 전이를 방지하기 위해 다른 방법을 병행해야 한다.

최근에 미국의 엔더슨 암연구 센터에서는 유방암환자 24명에게 암종양의 유전자 구조에 따라 선별하여 화학요법을 시행한 결과 놀라운 성과(2배 이상)를 거두었다고 발표했다. 시카고대학에서는 간단한 혈액검사로 결장암환자들 가운데 이리노테칸이라는 일반적인 항암제 치료가 적절하지 않은 환자들을 골라냈다고 한다. 이것은 항암제를 대사시키는 체내의 정상적인 기능을 방해하는 돌연변이 유전자를 치료의 지표로 사용한 것이다.

미슬토 주사제는 환자의 상태를 보아가며 다양하게 투여할 수 있다. 근육주사는 효과가 적어 가장 많이 시행하는 방법은 피하주사인데, 환자 상태에 따라 맞춤식 투여를 한다. 고단위 투여방법(High Unit Treatment Method, HUTM)이나 정맥투여를 하기도 하고, 흉강 내 주입이나 복강 내 주입이 가능하다. 필요할 때는 종양 내에 직접 투여하여 종양의 괴사를 유도하기도 한다.

　미슬토 주사요법은 환자의 NK세포 활성도에 따라 주사용량이 조절될 수 있다. NK세포 활성도는 환자마다 달라서 10배 이상까지 차이가 나는 경우도 있다. NK세포 활성도가 높은 경우에는 암세포의 공격 능력이 강하기 때문에 적절한 면역기능의 유지를 위해 저용량의 미슬토 주사제를 오래 사용할 수 있다.

✿ Life prolongation : 수명연장

인간의 수명이 길어지면서 암발생률이 급격하게 증가했다. 나이가 열 살 증가할 때마다 암발생률은 두 배 증가한다는 통계가 있다. 그것은 나이가 들면서 유전자 손상의 누적이 많아지기 때문이다. 또 세포분열하면서 돌연변이 가능성이 높아지고 종양억제유전자와 면역계의 감시망을 벗어나 암세포가 발생하고 진행될 수 있기 때문이다.

여기서 면역계의 중요성은 아무리 강조해도 지나치지 않다. 면역 기능을 좋게 하는 것이 암의 회복을 의미하는 것은 아니지만 면역저하가 상태를 악화시키는 것은 당연한 사실이다. 현재로서는 의학적으로 이미 결정된 정보인 종양유전자를 고칠 수 없다. 한때 TP53 단백질을 이용한 유전자치료가 시행되었지만 결과는 기대만큼 나오지 않았다.

■ 면역기능을 회복하는 것만으로도 수명은 연장된다

K씨(여, 32세, 위암)가 수술하고서 나를 만났을 때는 남편의 부축 없이는 움직일 수 없을 정도여서 몇 달을 버티기 힘든 상태였다. 결혼한 지 얼마 안 되어 위암말기 진단을 받았지만 몸이 허약한 데다 악성빈혈까지 있어서 수술하기도 힘들었다. 그는 미슬토 주사요법을 실시한 뒤 몸 상태가 현격하게 호전되었고, 5년이 지난 지금은 정상인과 비슷한 정도로 건강해졌다.

P씨(남, 50세, 위암 복강내전이)도 K씨와 비슷한 경우다. 위암 진단시 몇 달을 넘기기 힘들다고 했다. 수술할 수 없을 정도인데다 간헐적인 통증과 불면증이 있었다. 미슬토 주사제를 포함한 면역요법을 실시하면서 복강 내전이는 점차 호전되었고, 1년이 지나면서 감소되었던 체중이 증가하여 안정되기 시작했다.

수명연장은 통계적인 여명을 넘어서는 일이다. 여기서 중요한 것은 고통만을 연장하는 것이 아니라 삶의 질이 함께 증진되느냐는 것이다. 암환자들은 죽음보다 고통을 더 두려워하기 때문이다. 그것이 진정한 히스기야*효과다.

일단 그러한 효과가 있으려면 여러 가지 조건 가운데 한 가지는 꼭 있어야 한다. 즉 치료를 받으면 암 진행이 억제되어야 하고 삶의 질이 좋아져야 한다. 아울러 손상된 면역기능이 반드시 회복되어야 하고 암의 재발이 지연되거나 최소한 암의 크기가 줄어들어야 가능한 일이다.

미슬토 주사제를 투여하여 수명이 연장되는 이유 가운데 하나가 대사속도의 증가다. 대사속도는 섭취한 음식을 에너지로 바꾸는 속도를 말한다. 에너지는 세포의 미토콘드리아에서 만들어낸다. 에너지를 만들 때는 반드시 산소를 소비하게 되는데, 미슬토 주사제를 투여하면 산소소비량이 30% 이상 증가하는 것으로 알려졌다. 이것은 동물실험에서 미슬토 주사제 투여 후에 기초대사량**이 30% 이상 증가되는 것으로 확증되었다(한동대학교 김종배 교수, 겨우살이의 신비를 밝힌다).

---

*히스기야 성경에 나오는 유대의 왕이다. 그는 주변국들과의 전쟁에 대한 스트레스로 죽을 병(악성종창)에 걸리게 되었다. 그러나 히스기야는 포기하지 않고 고통 가운데서도 하느님께 기도하여 병이 회복되는 기적을 체험하게 되었는데, 그 뒤 그의 생명이 15년 연장되었다. 병 회복에 대한 징표로 해시계가 거꾸로 움직였다고 전해진다.

**기초대사량 심신을 모두 절대 안정시키고 신경과 근육, 소화기능도 거의 움직이지 않는 상태의 신진대사를 기초대사라고 한다. 기초대사는 10대 후반까지 매년 증가하다가 그 뒤부터 줄어든다. 평소에 운동을 많이 하는 사람은 기초대사가 올라가 칼로리를 소비하기 쉬운 몸이 된다. 체지방률이 높고 근육양이 적을수록 기초대사량은 줄어든다. 이런 경우에는 살이 찌기 쉬운 체질이 된다.

항암치료의 효과는 대개 수명연장으로 평가한다. 미슬토 주사제가 주축이 되어 시행되는 면역요법은 수명연장에 좋은 효과를 보인다. 통계적인 수치상 예측수명의 50% 이상의 효과를 보이는 것으로 되어 있다. 개인의 유전자 특성에 맞는 치료를 진행한다면 더 나은 효과를 기대할 수 있을 것이다.

⚽ Emotional stability : 정서적 안정

면역 장기인 흉선이나 임파절에는 다른 장기처럼 자율신경의 가지들이 분포해 있다. 이것은 백혈구도 자율신경계의 지배를 받는다는 것을 암시해준다. 스트레스를 받으면 뇌의 시상하부가 자극을 받아 뇌는 곧바로 신장 위에 있는 부신에게 신호를 보내 스트레스 호르몬을 배출한다. 즉 교감신경을 항진하는 호르몬이나 코르티솔(cortisol) 같은 스테로이드가 분비된다.

스트레스를 많이 받는 사람은 혈액 내에 T세포의 수가 감소되어 있다. 즉 세포성면역의 기능이 감소되는 것이다. 그 이유는 스트레스 호르몬 때문이다. 미슬토 주사제는 침체된 세포성면역의 활성화에 도움이 된다. 미슬토 주사제를 사용한 뒤 정서적으로 안정되는 경

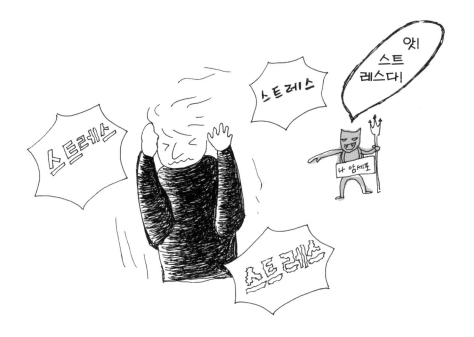

우가 많다. 어떠한 이유인지는 확실하지 않지만 스트레스 호르몬 분비억제와 연관이 있는 것으로 추정한다.

순간적으로 스트레스를 받으면 아드레날린이 많이 분비된다. 심장이 뛰고 혈압이 올라가며 손발에 땀이 나고 긴장감을 느끼게 된다. 그런데 만성적으로 스트레스를 받으면 코르티솔 분비량이 증가한다. 코르티솔은 대표적인 스트레스 호르몬이다.

코르티솔은 대식세포의 기능을 저하시켜 인터루킨-2(IL-2)의 분비를 억제한다. 인터루킨-2는 면역계의 명령을 전달하는 중요한 면역물질로, 이것이 없으면 면역계에 비상연락을 취할 수 없다. 또 코르티솔은 자연살해세포(NK세포)의 기능도 떨어뜨린다. 암환자들이 절대적으로 스트레스를 받지 않아야 하는 이유가 여기에 있다. 만성적인 스트레스는 암의 재발률을 높이고 전이를 촉진한다.

혈액 내에 코르티솔이 증가하면 세포로 들어가는 물의 양을 억제하여 세포외액량이 증가한다. 그래서 세포 내에서 만들어진 찌꺼기들과 해로운 물질(산화물질)을 운반하는 데 지장을 준다. 이때 세포 내에 축적된 산화물질은 유전자에 손상을 주어 암을 일으킨다.

최근 만성 스트레스가 암세포의 전이를 촉진한다는 구체적인 연구결과가 발표되었다. 독일 비텐 생물과학연구소 소장 쿠르트 첸커 박사에 따르면 암세포는 사람이 감정적 또는 신체적으로 스트레스를 받을 때 부신에서 분비되는 호르몬인 아드레날린에 의해 신체의 특정부위로 이끌려가 무리를 이루게 된다고 한다.

암세포는 체내의 어디든지 나타나는 것이 아니라 중추신경계에서 메신저 역할을 하는 아드레날린 같은 신경전달물질이 암세포를 특정 부위로 유인한다는 것이다. 그러므로 스트레스에 따른 신경전달물질과 코르티솔 분비는 암세포의 전이를 촉진할 수 있다.

미슬토 주사치료를 시행할 때 우울증이나 불안증세가 있는지 잘 관찰하는 것이 중요하다. 그러한 부분을 같이 치료하여 정신적인 안정감을 찾아야 성공적으로 치료할 확률이 높아진다.

J씨(남, 60세, 폐암)는 수술 후 3년이 지났지만 암 전이에 대한 불안감으로 불면증, 소화불량, 흉통을 호소했다. 그는 이 문제를 해결하기 위해 온갖 운동과 단전호흡도 했지만 효과가 없었다. 그러나 면역치료와 정신과치료를 병행한 뒤 불편한 증세가 사라졌고, 면역력이 매우 좋아졌다.

암환자들이 치료받을 때 정신적인 안정을 중요하게 생각해야 하는 이유가 분명해졌다. 항암치료를 받으면서 받는 스트레스는 대단히 충격적이다. 미슬토 주사제 같은 면역치료는 그러한 충격을 줄여준다.

적당히 운동하고 좋은 공기를 마시는 것이 좋은데, 특히 숲이 가까이에 있다면 삼림욕을 하기 위해 숲을 자주 찾는 것이 좋다. 숲은 건강에 좋은 물질(음이온, 테르펜, 피톤치드)을 분비하여 암환자들의 회복에 도움이 된다. 음이온은 면역기능을 향상시키고 자율신경을 안정시키는 데 도움이 되며, 나무가 분비하는 테르펜(terpene)은 항종양, 항염증, 진통효과가 있는 물질로 많이 마실수록 좋다.

가족끼리 친밀하고 이웃과 좋은 네트워크를 형성하면 암치료에 도움이 많이 된다. 잘못된 인간관계에서 오는 스트레스는 암 진행을 촉진할 수 있다.

⚙ Thermal up :
체온상승으로 컨디션 끌어올리기

　정상적인 사람들은 오전과 오후의 체온에 변화가 있다. 온도 차이는 보통 섭씨 0.5도 정도다. 온도표에 일중 변동을 그려보면 톱니바퀴 같은 모양을 보인다. 악성종양의 경우 간헐적으로 열이 나기도 하지만 암이 진행되면서 이러한 온도 차이의 변동은 없어진다. 그리고 저체온으로 면역기능이 떨어지고 컨디션이 나빠지는 현상이 나타난다.

　체온은 뇌에 있는 시상하부(hypothalamus)에서 조절한다. 미슬토 주사제를 투여하면 미슬토 주사제의 성분인 렉틴에 의해 발열물질인 인터루킨-1, TNF-α, 인터페론 등이 분비된다. 그 가운데 인터루킨-1이 가장 중요한 물질로, 이 물질은 혈관의 내피세포를 자극하여 프로스타글란딘(PGE2)을 분비시킨다. 이것이 시상하부의 체온조절중추를 자극하여 체온을 올린다.

열이 있을 때 아스피린이나 부루펜을 복용하는 이유는 이런 약들이 PGE2의 분비를 억제하여 열을 조절하기 때문이다. 시상하부에서는 열보전 명령과 열생산 명령을 내려서 열을 올린다. 열보전은 옷을 입는다든지 아랫목 같은 따스한 곳으로 이동하게 하며, 열생산은 오한을 통해 근육수축을 일으켜 열이 오르게 한다.

■ 기초체온을 약간만 올려도 면역기능이 좋아진다

미슬토 주사제를 투여하여 기초체온을 올리고 톱니바퀴 모양의 체온표가 만들어지면 환자의 컨디션이 좋아지게 된다. 체온이 올라가면 면역세포들의 세포독성작용이 증가한다.

면역기능이 심하게 저하되어 있으면 미슬토 주사제를 투여해도 체온이 오르지 않는다. 그래서 때로는 미슬토 주사제를 고단위로 투여하여 고열을 유발하기도 한다. 미슬토 주사제를 투여하면서 처음 2개월 동안은 체온을 측정하는 것이 중요하다. 체온변화를 보고 용량을 올릴지 판단하기도 한다.

K씨(여, 57세, 간호사)는 독일에서 미슬토 주사요법을 해온 한국 사람으로 매우 활동적인 분이다. 그녀가 간암으로 진단받을 때 현대의학도 포기할 정도였다. 그녀는 독일의 인지의학적인 치료와 미슬토 주사치료를 병행한 뒤 지금은 완전히 회복되었다. 지금도 미슬토 주사요법을 간헐적으로 하는데, 그 이유는 낮은 체온에 따른 혈액순환 문제가 생기기 때문이다. 미슬토 주사제를 투여한 뒤 기초체온이 올라가 손발 저림 증세와 피곤한 증상이 많이 개선되었다.

C씨(여, 54세)는 자궁경부암으로 수술을 받은 뒤 미슬토 주사요법을 5년 이상 계속해서 지금은 완치판정을 받았다. C씨는 평소에 혈액순환저하와 저체온으로 어려움을 겪었는데, 미슬토 주사제를 사용한 뒤 이런 증세가 현격하게 개선되었고, 삶의 활력을 찾았다. 미슬토 주사치료를 5년 동안 시행한 뒤 일시적으로 치료를 중단했지만 체온을 유지하기 위해 최근에는 소량(주 1회)만 투여한다.

면역세포도 말을 듣는다

   눈에 보이지도 않는 면역세포들과 대화한다면 믿을 수 있을까. 세포들이 내 생각을 공유하고 있다면? 인체에서 독립적으로 활동하는 장기는 없다. 모든 장기는 자율신경계와 면역계 그리고 호르몬계에 의해 직접적으로나 간접적으로 영향을 받는다.

   이런 영향을 받는 인체의 모든 시스템은 서로 적절한 균형(homeostasis)을 이루어 건강을 유지한다. 그런데 이 균형이 깨지면 질병에 걸린다.

   수많은 면역세포가 뇌의 조절을 받는다. 모든 길이 로마로 통하듯이 모든 기관은 뇌로 통한다. 한때는 면역기관조차 독립적인 줄 알았지만 뇌의 지배를 받는 것으로 밝혀졌다. 뇌와 면역기관이 대화하는 것이다.

   뇌에서 하는 일과 마음의 생각을 모든 세포가 듣고 있다. 좋은 생각은 건강을 유지하게 한다. 기분이 좋아지면 뇌만 느끼는 감정이 아니라 면역세포도 같이 기뻐하는 것이다. 웃을 때 면역세포가 가장 안정감을 느낀다. 짜증내고 화내는 순간 모든 세포는 시들해지고 나쁜 영향을 받는다. 그렇다면 우리는 세포를 춤추게도 할수 있다.

"나는 해낼 수 있어." "나는 건강할 수 있어."

　이렇게 자기암시를 하는 것만으로도 면역세포는 힘을 얻는다. 이렇게 이야기하면 그대로 성취할 수 있다. 좋아질 것이라고 자기암시를 하고 입으로 선포하면 면역세포도 그 말을 듣고 열심히 싸운다. 그러면 지치고 힘든 간장과 심장부위를 쓰다듬으며 위로하고 격려할 수 있다.

　암환자들이 아픈 부위를 쓰다듬으며 세포와 자분자분 대화를 하다보면 세포가 말을 듣기 시작할 것이다.

쉬어가기

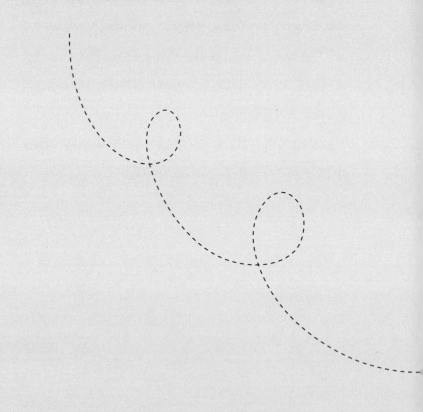

part 04
면역이란 무엇인가

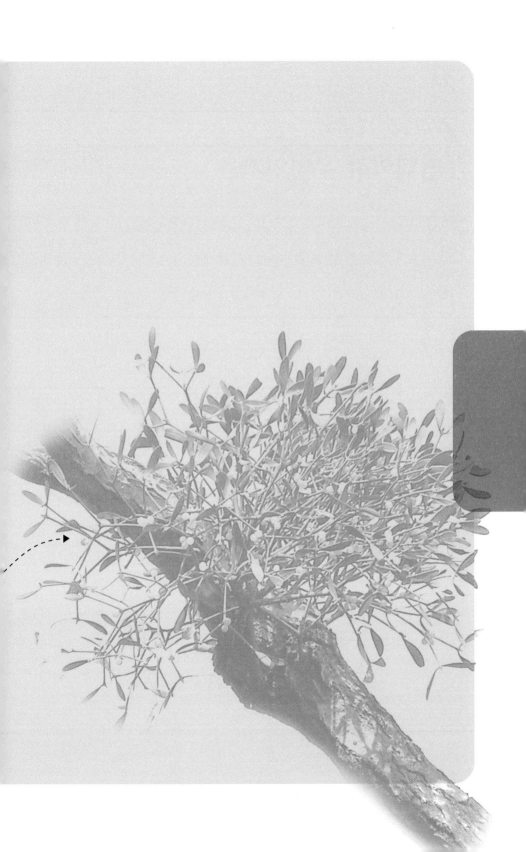

part 04
면역이란 무엇인가

사랑이란 이 세상의 모든 것
우리 사랑이라 알고 있는 모든 것
그것이면 충분해. 하지만 그 사랑을 우린
자기 그릇만큼밖에는 담지 못하리
- 에밀리 디킨슨, 〈사랑이란 이 세상의 모든 것〉 -

⚙ 면역의 의미

면역(免疫)이란 말 뜻 그대로 질병, 아픔을 면한다, 피한다는 뜻이다. 면역은 외부에서 들어오거나 체내에 있는 물질이 '자기(自己)' 인지 '비자기(非自己)' 인지 인식한다. 그리고 비자기이면 공격해서 섬멸함으로써 자기 몸을 지키려고 하는 기능으로, 선천적으로 가지고 있는 생체반응의 일종이다.

선천적이라는 것은 이른바 절대자 창조주에게 물려받았다는 뜻이고, 이미 출생할 때부터 면역이라는 프로그램이 존재했다는 뜻이다. 즉 항원(병원체, 이물질, 비자기물질 등)이 침입하면 이 병원체에 대항하는 물질이 생기며 따라서 병에 저항력을 갖게 되는 것을 말한다.

여기서 말하는 '비자기' 에는 세균이나 바이러스뿐만 아니라 암세포도 포함된다. 물론 쉽게는 피부나 점막, 체액도 1차적으로 면역을 담당하며, 이를 돌파하고 체내로 들어온 이물질은 2차적으로 몸속의 면역체계와 맞부딪치게 되어 있다.

면역은 시기에 따라 선천성 면역과 후천성 면역으로 구분한다. 선천성 면역은 태어날 때부터 갖고 있는 면역이다. 후천성 면역은 태어난 다음에 갖게 되는 면역으로, 다시 자연면역과 인공면역으로 나눈다.

자연면역은 한 번 병에 감염된 뒤 같은 질병에 다시 걸리지 않는 면역으로, 천연두나 소아마비를 한 번 앓은 사람은 다시는 걸리지 않는 것과 같다. 인공면역은 인위적으로 백신(성분 : 사균, 약독화균 혹은 병원체의 특정 독성 성분이 포함됨)을 주사하여 체내에 항원−항체의 1차 반응을 미리 일으켜 차후에 항원의 2차 침입에 따른 감염에 효과적으로 대응할 수 있게 한다.

신이 인간에게 준 자연치유력은 이러한 면역력을 비롯한 보다 넓은 의미로 보면 좋겠다. 항상성을 유지하는 놀라운 인체의 신비와 복구 능력 모두 포함될 수 있다.

⚽ 체액성 면역과 세포성 면역

　면역은 기능에 따라서 체액성 면역과 세포성 면역으로 구분한다.

　체액성 면역은 골수(bone marrow)에서 생성되는 B 림프구가 세균, 바이러스 등 항원이 체내에 들어왔을 때 그 항원을 분해, 제거하기 위한 항체(Immunoglobulin)를 생산하여 체액으로 방출하고 온몸을 순환하면서 항원을 제거하는 면역이다.

　침입한 바이러스와 싸우는 최초의 세포인 대식세포는 직접 바이러스를 제거하거나 바이러스에 대한 정보를 B세포에게 전달하여 항체를 생산하게 한다. 항원의 자극으로 B 림프구는 형질세포(항체 생산세포)로 변하여 항체를 생산하는데, 이 항체가 항원에 반응하는 면역이 체액성 면역이다.

항원에 항체가 반응하는 경우이므로 항체매개면역반응이라고도 한다. B cell의 B는 골수를 뜻하는 약자다. 회복되면 일단 항체는 없어지지만 이미 증식되었던 B림프구의 일부는 남아 있다가 같은 항원이 재침입시 신속하게 방어하므로 '기억세포'라고 한다.

세포성 면역은 T림프구가 주역으로, 골수에서 생성된 뒤 흉선(Thymus)에서 성숙한 다음 항원을 만나면 직접 공격하여 파괴하는 기능을 한다. 이때 사이토카인이라는 물질이 분비되어 면역작용을 매개한다.

면역체계 안에서 실제 비자기 물질과 싸우는 세포를 '면역세포'라고 하는데, 흉선(T세포라 하는 세포성 면역을 담당하는 림프구의 분화·증식에 관여하는 기관)이라고 하는 장기에서 생성된다. 나이가 들어가면 흉선 기능이 떨어지면서 면역력도 하향곡선을 그리게 된다. 또 현대인은 대부분 균형이 깨진 식사를 하고, 편식이나 운동부족, 환경오염, 스트레스 축적으로 당뇨병이나 고혈압 등 이른바 현대병이라고 일컬어지는 생활습관병이나 내장지방증후군에 빠지기 쉬워진다.

이런 질환이 있으면 그렇지 않아도 나이가 들어감에 따라 떨어지는 면역세포와 그 기능이 기초질환과 전쟁하는 데 동원되기 때문에 그만큼 새로운 적에 대한 방어력은 약하게 된다. 일례로 나이가 들어감에 따라 감기나 폐렴에 걸리기 쉬워지고 암환자가 증가하는 것도 이러한 면역체계 문제가 그 배경에 있다고 예측한다.

물론 암이라는 병에는 워낙 수십 가지 이상의 요인이 관여하므로 전부 면역적으로만 생각할 수는 없지만 연관성은 대단히 많다고 본다. 따라서 이러한 면역력 저하가 생활습관과 연관되어 있다면 생활습관의 개선이 필요하다.

생활습관의 변화와 갱신은 이르면 이를수록 좋아서 초등학교 때부터 잘못된 습관을 꼭 교정해야 한다. 어렸을 때 건강 상태는 어른이 되어서까지 그대로 이어지기 때문이다. 적어도 유전자 돌연변이부터 눈에 보이는 암 덩어리로 되기까지는 10년 이상의 세월이 필요하기에 '세 살 버릇 여든까지 간다'는 속담을 기억하고 예방에 주력하길 바란다.

⚙ 정신-신경-면역계

정신적 활동이 면역계에 영향을 미친다는 것은 오래전부터 알려져 왔다. 특히 자율신경(심장을 움직이게 하는 신경처럼 사람이 스스로 의식하는 일 없이 마음대로 움직이는 신경)의 밸런스를 좋게 하면 면역력이 향상되는 것을 알 수 있듯이 자율신경의 부조화는 그만큼 면역과 관련이 있다.

사람은 눈에 안 보이는 영혼과 정신 그리고 눈에 보이는 몸 세 가지 요소로 구성되어 있다. 더구나 이들 세 요소는 따로따로 떨어져 있는 것이 아니라 매우 밀접하게 연관되어 있고, 서로서로 영향을 미치고 있다.

쉬운 예로 마음이 고통받으면 몸도 아프게 된다. 반대로 몸이 아프면 신경이 날카로워진다. 스트레스를 많이 받으면 위장기능이 저하된다. 그냥 장난으로 웃거나 가벼운 운동을 하거나 즐겁게 노래를 부르면 기분이 좋아진다. 정신적인 문제가 몸에 지장을 주기도 하고 반대로 몸에 병이 와도 정신세계에 악영향을 미친다.

특히 21세기 들어 전인건강(holistic health)의 개념이 확산되면서 영적 · 정신적 · 신체적 · 사회적 건강 등 전인건강에 대한 관심이 높아지고 있다. 즉 몸만 건강하다고 건강한 것이 아니라는 뜻이며 마음과 사회−환경적인 요소를 비롯해 영적인 건강도 중요하다는 것이다. 세계보건기구(WHO)도 정식으로 건강을 신체, 정신, 사회−환경적 요소로 분류하고 있다.

이미 정신−신경−면역학(Psychoneuroimmunology, PNI)이라는 분야에서 연구결과가 지속적으로 나오고 있다. 미국의 듀크대학이나 하버드대학에서는 영혼의 믿음세계(이른바 신앙)와 치유에 관해 연구를 계속하고 있으며, 이들의 절대적인 관계성이 과학적으로 계속 입증되고 있다. 그만큼 영혼과 정신과 신경계, 내분비계, 면역계는 관계가 밀접하다는 뜻이다.

자율신경계에는 사람이 활동적일 때 우위가 되는 교감신경과 잠잘 때처럼 이완했을 때에 우위가 되는 부교감신경이 있는데, 이들의 조화가 매우 중요하다. 현대인의 상당수는 교감신경 우위인 시간이 길어서 가능한 한 마음의 안정을 유지하려고 노력해야 하고 교감신경과 부교감신경을 리듬감 있게 해줄 필요가 있다.

그러므로 암환자를 이완시킬 수 있는 음악, 미술, 신앙, 춤, 운동, 휴식, 주위환경, 심리치료, 냉온욕 등을 이용하는 것이 결코 의미가 없는 것은 아니다. 웃음요법만 해도 이미 이로 인한 환자상황의 호전은 과학적으로 증명되었다. 웃음이 주는 장점은 한두 가지가 아니라는 것이다. 크게 웃는 것을 영어로 'laughter' 라고 하는데, 이는 그리스어 '겔로스' 에서 온 것으로, 그 원어는 헬레, 즉 헬스(health=건강)라는 뜻이다.

신앙이 있는 암환자와 신앙이 없는 암환자의 얼굴 표정 자체와 투병하는 과정이 매우 다르다는 이야기를 종종 들었을 것이다. 지금도 잊지 못할 환자분이 계신데, 그분은 마지막을 얼마 남겨놓지 않은 상황인데도 너무도 평온한 얼굴을 하고 계셨다. 의아하게 여긴 주위 분이 물었다. "아니, 어찌 그리 평안하세요?" 그랬더니 그분은 "가봤자 고향인데 뭘 걱정해요"라고 했다.

이처럼 삶과 죽음에 대해 결론이 난 사람의 차이는 크다. Well dying은 웰빙 못지않게 중요하다. 죽음 이후의 약도를 이미 아는 사람과 모르는 사람의 차이도 크다. 'Good-bye' 와 'See You again' 이라는 차이가 여기서 나온다. "이제 가면 언제 오나. 가네, 가네, 아주 가네!"가 아니라 "먼저 가서 기다리세요, 나중에 다시 만나요!"라는 차이도 나온다.

모 대학 총장을 지낸 K여사께서 마지막으로 "나 죽으면 장송곡을 틀지 말고 승전가를 틀어라"라고 말씀하신 것은 이미 무언가 답을 안다는 얘기다. 암에서 벗어나도 누구나 한 번은 죽음이라는 문제에 도달하니 살아 있을 때 죽음에 대한 답을 알고 있다면 살아서도 좋고 아파서도 투병경과가 훨씬 좋아질 수 있다.

죽음은 무순서, 무조건, 무소유의 특징이 있으며 100년도 안 되는 3만여 일에 불과한 짧은 인생길이 끝나고 죽음 건너편에 또 다른 영원한 세계가 있다면 이런 사후세계에 투자해 볼 필요는 충분히 있다고 본다. '갔더니 없으면 본전이고 있으면 완전히 대박' 이란 표현을 감히 드려본다. 그래서 신앙인들은 죽음을 인생의 연장곡선이요, 다른 세계로 들어가는 입문이기에 소망 중에 맞이하게 되는 것이다.

전국에 걸쳐 두루 호스피스 강의를 다니면서 강조하는 것은 바로 죽음의 결론을 살아 있을 때 내리라는 것과 우리는 모두 시간 차이만 있을 뿐 호스피스 대상자라는 것이다. 암환자와 상담하면서 가장 강조하는 것은 웃어라, 자연하고 친해져라, 각각의 의학 장점을 이용하라, 죽음의 결론을 내라 등이다.

⚽ 스트레스와 면역

　누군가 스트레스 없는 곳을 찾으려면 죽으면 된다고 했듯이 살아 있는 동식물은 모두 스트레스를 받는다. 스트레스는 밀려오는 파도처럼 왔다가 가고 또 오며 강도만 다를 뿐 피할 수 없는 대상이기도 하다. 흔히 산 넘어 산이라는 표현도 한다. 생명 없는 축대나 저수지도 스트레스가 누적되면 무너진다.

　식물도 자신을 지키기 위해 피토케미컬이라는 영양소를 만들어낸다. 흔히 '컬러 영양소'라고 하는 물질(토마토−베타카로틴, 사과−리코펜, 양파−퀘르세틴, 포도−안토시아닌, 콩−이소플라본 등)이 여기에 해당한다. 식물도 그러할진대 사람은 정신과 몸이 더욱 많은 영향을 주고받는다.

적당한 스트레스는 교감신경을 자극하여 두뇌활동을 일깨우고 몸에 활력도 주지만 스트레스가 과도하거나 전혀 없는 것도 문제가 된다.

스트레스를 받으면 시상하부에 있는 중추신경이 자극을 받아 부신피질호르몬 분비가 촉진되는데, 이 호르몬이 암세포의 막을 보호하기 때문에 우리 몸 안에 있는 면역체계가 암을 죽이려 해도 막이 분해되지 않아 죽이지 못하게 된다. 암의 한 요인으로 정신적인 스트레스를 들 수 있으며 침울한 감정이 신체의 면역학적 기능을 해롭게 한다는 것이 연구 결과 밝혀졌다.

또 스트레스에 따른 내분비계통의 각종 호르몬 분비나 과도한 자유 유리기(free radical)의 분비는 세포나 면역기능의 이상을 유발할 수 있다. 그러므로 발병 전은 물론이고 발병 후라도 스트레스의 강도나 범위가 작으면 작을수록 좋다.

시험 기간에 있는 학생이나 속이 문드러지고 절망에 빠져 있는 사람은 림프구의 반응이 감소된다. 많은 사람이 스트레스가 인체 신경계와 내분비계를 활성화해 방어체계인 면역계에 영향을 준다고 믿고 있다. 스트레스에 따른 면역계의 변화가 직접 암을 일으키거나 암 진행을 촉진한다는 확실한 증거는 아직 없으나 많은 자료가 스트레스와 면역 그리고 암의 연관 가능성을 시사하고 있다.

암환우들은 퀴블로 로스의 발표처럼 부정, 분노, 타협, 우울, 수용 등의 정신적인 과정을 겪게 된다. 물론 꼭 순서대로 일어나는 것은 아니지만 슬픔과 비통, 분노, 좌절과 두려움, 절망감에 빠지게 되며 말기로 갈수록 우울증이 심해질 수 있다. 날 도와줄 사람이 없다는 소외감과 불안, 불면, 식욕부진에 따른 체중감소, 웃음 소실, 자살 충동, 관심과 집중력 저하, 성욕감퇴, 허탈감이 오게 된다.

정신적 스트레스가 면역기능을 바꿀 수 있다는 많은 기전의 증거가 있다. 중추신경이 직접 림프조직을 지배하고 또 뇌에 대한 스트레스로 호르몬이 면역기능을 변화시킬 수 있다. 스트레스를 줄이면 더 나은 과정을 예측할 수 있다. 예를 들어 전이된 유방암환자의 생존기간이 18개월 연장되었고, 흑색종환자의 생존기간이 길어졌으며, 재발도 줄어들었다.

스트레스 감소요법에 따른 면역기능 증가가 이에 관한 질환의 진행에 한정된 효과가 있다는 데에는 아직 논란이 있다. 하지만 스트레스 감소법은 면역을 증가시켜 암의 진행을 개선할 수 있다고 본다. 스트레스, 통증 같은 것은 암의 발생이나 진행에 영향을 줄 가능성이 있으며, 이에 대한 조절과 대응도 매우 중요하다.

특히 암환자들은 정신과의사, 심리치료전문가, 상담사 등의 절대적인 도움이 꼭 필요할 정도로 이미 정신적인 면에서 암에 걸려 있는 분들이 상당수라고 생각한다. 그들은 이를테면 분노암, 좌절암, 원망암, 한암 등 많은 마음의 암을 가지고 있다.

이런 것들로 인해 자기 몸도 영향을 받고 설사 암 크기가 좀 줄고 혈액검사가 나아진다 해도 삶의 질 면에서는 오히려 더 안 좋게 되는 것이다.

그래서 모든 암환우분들은 꼭 전인적인 치료를 받아야만 한다.

아니 암에서 좋아지면 그동안의 고생을 생각해서라도 더 웃다, 더 사랑하다 가야 하지 않겠는가? 의외로 더 긴장하고 다투고 편협해지고 완악해지는 환우분들을 보면서 정말 마음치료와 영혼치료는 꼭 필요하다는 생각을 늘 해본다. 당장 암환우들이 많이 모이는 사이버 세계에 들어가 보면 힘주기는커녕 다툼과 시비와 악플을 종종 보는데, 그런 인터넷 카페나 사이트는 절대 들어가지 말기를 바란다. 토론문화, 인터넷 예절도 부족한 데다 정신건강마저 안 좋다보니 그럴 수밖에 없다고 보며 마음이 안타깝기 그지없다.

환자들의 정신증상은 암 자체만으로 오기도 하나 때로는 통증, 변비 같은 증상이나 치료약제, 치료과정과 결과에 기인하기도 한다. 따라서 암은 생겨난 것도 중요하지만 만든 사람의 문제점 개선이 필요하기에 정신적인 해독(감사, 사랑, 봉사, 섬김, 내적 치유), 먹을거리 개선(양질의 음식물 섭취), 생활습관 개혁 등 다각도로 접근해야 하는 병이다.

✿ 쉬운 면역력 체크법

면역력을 체크하는 쉬운 방법을 소개한다. 지인인 Y원장께서 비교적 쉽고 편하게 이용할 수 있다고 권유하기에 인용해본다. 컨디션에 대하여 10항목, 마음상태에 대하여 10항목 총 20개의 질문에 '예' 또는 '아니요'로 대답하여 '예'라고 대답한 숫자를 보고 현재의 면역상태를 알아보는 것이다.

▶ 컨디션에 대해서 묻는 10가지 항목은 다음과 같다.

① 쉽게 지친다.

② 감기에 잘 걸린다.

③ 계속 열이 있는 듯한 느낌이 든다.

④ 화장이 잘 안 먹고, 피부가 쉽게 거칠어진다.

⑤ 손톱에 윤기가 없다.

⑥ 구내염이나 포진이 잘 생긴다.

⑦ 설사나 변비를 보인다.

⑧ 밥맛이 없다.

⑨ 술맛이 없다.

⑩ 갑자기 체중이 줄었다.

▶ 심리 상태에 대해서 묻는 10가지 항목은 다음과 같다.

① 쉽게 초조해한다.

② 최근 가족에게 불행한 일이 있었다.

③ 노후에 대한 불안함이 있다.

④ 아이의 장래에 불안함이 있다.

⑤ 푸념을 늘어놓게 되었다.

⑥ 집중해서 하는 취미가 없다.

⑦ 수면이 부족하다.

⑧ 일에 욕구가 생기지 않는다.

⑨ 집중력이 생기지 않는다.

⑩ 사람들과 별로 말하고 싶지 않다.

'예'라고 대답한 항목이 각각 3개 미만이면 문제없음, 3~7개라면 주의, 8개 이상이라면 위험 신호다. 아마 많은 분이 '주의' 또는 '위험'에 해당할 것이다.

물론 이 체크 리스트의 결과가 나빴다고 해서 곧 암이나 병에 걸린다는 뜻은 아니나 건강에 위험성이 있는 것은 사실이므로 조심해야 한다. 이들은 사실 '문제없음'으로 나타난 사람에 비하면 암에 걸리기 쉬운 생활을 하는 것이기 때문이다.

이에 대해 '면역력 향상을 위한 5개 항목'을 보면 이들을 애써 실천하는 것만으로도 면역력은 확실히 향상된다. 따라서 이미 암에 걸린 사람도 일상생활에서 이 5가지 항목을 실천하면 암치료에 도움이 된다.

▶ **면역력 향상을 위한 5개 항목을 보면 다음과 같다.**

① 평소에도 병에 대해 긍정적인 마음가짐을 갖는다.

② 하루하루를 밝고 즐겁게, 규칙적으로 리듬 있게 생활한다.

③ 편식하지 않으며 운동을 적당히 한다.

④ 스트레스에서 해방되어 이완할 수 있도록 기분 전환을 도모한다.

⑤ 체력을 떨어뜨리는 행위나 치료를 피한다.

✿ 면역검사와 암 발생

병원에서 하는 면역검사에는 여러 가지가 있다. 총백혈구수, 중성구%, 림프구% 등의 분포도를 비롯하여 Th1과 Th2 및 그 비율, 자연살해세포 활성도(NK cell activity) 및 암표지자검사가 여기에 해당된다. 또 IFN-γ, TNF-α, IL-12 같은 중요 사이토카인도 면역검사로 의미가 있다. 그 밖에 임상적으로 환자의 삶의 질(수면, 영양, 통증, 기분, 체온 등)도 간접적으로 검사할 수 있다.

"숫자만 다를 뿐 누구나 암세포가 매일 체내에서 생기고 있다!"

이런 말을 하면 "거짓말! 매일 암세포가 생겨난다면, 난 벌써 죽어버렸을 텐데 어째서 아직 살아 있지?"라고 생각할지 모르지만 이는 사실이다. 이처럼 많은 암세포가 체내에서 생겨나는 데도 건강하게

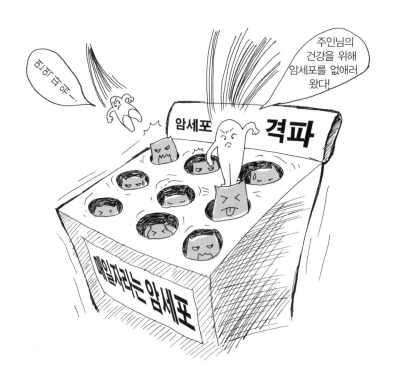

지낼 수 있는 것은 암세포가 성장하기 전에 면역력에 의해 제거되었기 때문이다.

인간의 몸은 태어나면서부터 여러 가지 외부의 적과 싸울 수밖에 없으며, 우리 주위에는 무수한 균과 바이러스가 존재하고 그들 가운데는 건강에 큰 해를 주는 것도 다수 존재한다. 적은 인체 외부만이 아니라 내부에도 존재한다.

우리 몸은 약 60조 개의 세포로 구성되어 있는데 세포는 몸의 가장 작은 기본 단위다. 모든 세포는 유전자에 입력된 각본에 따라 세포분열을 되풀이하다가 각본대로 수명이 다하면 죽는다. 수많은 세포분열이 거듭되면서 우연히 돌연변이세포가 발생할 수 있다.

보통 건강한 사람에게도 덩어리가 아니어서 그렇지 암세포는 존재하므로 사람은 누구나 암에 걸릴 수 있다고 보아야 한다. 불행히도 암세포가 있는지, 없는지는 암이 어느 정도 진행된 경우 외에는 검사로 증명할 방법이 없는데 크기가 5mm 이내면 발견하기 힘들다.

조기진단은 암 치료율 상승에 매우 좋은 요인인데 아무쪼록 속히 과학이 발달하여 mm대의 암도 손쉽게 찾는 날이 하루빨리 왔으면 좋겠다. 암 크기가 1cm만 되어도 유전자변화부터 따지면 이미 오랜 시간이 경과한 것이다. 불행히도 암의 크기가 1mm이면 암세포가 이미 100만 개 전후가 모인 것이며, 5mm만 되어도 1억 개 전후가 모인 것이다.

혈액검사를 한다 해도 암이 어느 정도 진행되어야 이상이 나타나며, 더욱이 암 크기가 1cm가 된다 해도 암으로 인한 증상은 거의 없다. 물론 덩어리가 피부 가까이 있어서 관찰이 용이한 경우(예 : 유방암, 갑상선암)에는 비교적 일찍 알 수 있다.

특히 간암은 웬만해서는 증상이 없어서 간을 '침묵의 장기(silent organ)'라고 한다. 간은 암으로 망가지기 전까지는 증상이 없는 경우가 많다는 뜻이다. 따라서 증상이 있어서 병원에 가는 경우 이미 오랜 시간을 거쳐서 진행된 상태에 놓여 있는 것이다. 하루 1조 개 가까이 세포분열 과정을 거치다보니 여러 위험 요인에 의해 돌연변이가 생겨날 수 있으며 그 후 수리, 복구 과정의 문제, 암유전자와 암억제유전자 문제, 지속적인 돌연변이 반복 등으로 더 이상 세포가 버티지 못할 때 암세포가 되는 것이다.

즉 세포분열 과정에서 돌이킬 수 없는 여러 돌연변이가 일어남으로써 정상세포가 아닌 악성도가 높은 세포가 생기는데 이것이 암세포다. 종양세포는 세포증식의 촉진이나 증식억제가 실패하면서 나타날 수 있으며, 계획된 세포죽음과정의 결함으로도 야기될 수 있다. 쉽게 표현하면 차의 액셀러레이터가 계속 눌려 있는 현상이다. 또는 브레이크 고장이라고 할 수 있다.

하루에 생기는 암세포 숫자는 학자간에 다소 차이가 있으며, 체내에서 매일 수백에서 수천 개가 생겨나도 인체에 영향을 줄 정도로 성장하기 전에 먼저 면역세포가 암세포를 없애버리므로 대부분 아무 영향을 미치지 않게 된다. 따라서 암세포가 너무 많이 생겨나거나 이를 제거하는 면역체계가 떨어졌을 때 문제가 생긴다.

이 면역체계 방어망을 용케 빠져나와 살아난 암세포 하나가 멈추지 않고 30번 정도 분열하면 약 10억 개(=1cm) 정도가 되며, 이렇게 되기까지 약 5~20년이나 10년쯤 걸린다. 따라서 조기진단이란 표현도 이미 10년 넘은 암 조직을 진단하는 것이므로 표현이 좀 어폐가 있을 수 있다. '조기'라고 하기에는 무리가 따르나 해부학적, 조직학적인 암 상태를 말하므로 그런 식으로 이해해주면 좋겠다.

정상인은 거의 대부분 암세포 수천만 개까지는 면역세포가 공격해 파괴한다. 그런데 스트레스나 잘못된 생활습관 같은 문제가 쌓이고 쌓이면 암세포가 면역세포의 공격을 피해 힘을 키워 자라게 되어 결국 암이 발병한다. 즉 암이라고 하는 병은 인간 면역감시기구의 그물을 빠져나가 세력을 넓히는 탈옥세포라고 할 수 있다.

오랜 기간 문제가 쌓인 결과가 암 덩어리이므로 암이 어느 날 갑자기 생겼다 없어지는 것은 기적이라고 보아야 한다. 알다시피 우리 몸 안에서는 항상 암세포가 발생하는데, 정상적으로는 면역계의 세포기능이 암세포를 억누르는 힘도 자연스럽게 갖추어져 있다. 이 균형이 깨지게 되어 암 증식력이 면역세포의 억제력보다 높아지면 문제가 생긴다. 암세포가 너무 많이 발생하든가, 아니면 약해빠진 암 면역력 등 두 가지 모두 요건이 된다는 것이다.

일단 암이 발병하면 암도 자신을 보호하기 위해 면역억제물질을 생성하기 때문에 면역력과 암의 불균형은 더욱 심화된다. 따라서 이미 암이 발생한 이후라도 암을 면역력으로 억제하기 위해서는 가능한 한 면역세포의 기능을 인위적으로 강하게 하여 밸런스를 면역세포 쪽으로 치우치게 하면 좋은 결과를 얻을 수 있으므로 면역세포치료 등을 하는 것이다.

⚙ 암세포

암은 유전자가 돌연변이한 이상세포에서 시작하는 병으로 개시-촉진-진행단계를 거쳐 무제한 증식하고 개체가 죽어야만 함께 죽는 대단히 끈질긴 병이다. 암은 사실 여건만 좋으면 영원히 살 수 있는 세포이기도 하다. 그래서 이미 환자가 사망했어도 그의 특정 암세포를 보관해서 수십 년 동안 연구에 이용하는 일이 가능하다.

정상세포는 어느 정도 분열된 뒤에는 유전자 정보에 따라 자살하거나 소멸해야 하는데 이런 시스템은 이미 없어졌다. 따라서 암세포는 통제받지 않고 무한정 자라면서 숙주인 인간의 생명을 조금씩 앗아간다. 물론 여기에는 암에 관한 여러 유전자가 관여하며 수리와 복구를 반복하다 도저히 정상으로 복구가 불가능할 때 세포는 죽거나

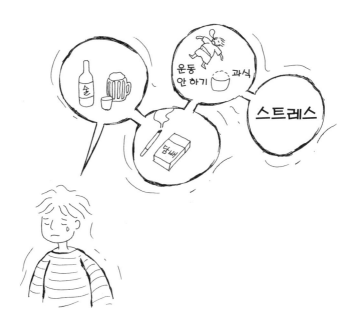

자신이 변하게 된다.

　반대로 생각하면 내가 죽을까봐 내 몸의 일부인 정상세포가 나 대신 먹다보니 자신도 살아야겠다고 몸부림치면서 변한 것이 암세포다. 즉 암세포는 내 잘못, 내 탓으로 생긴 것이므로 미워할 대상이라기보다 내 잘못을 먼저 반성하는 기회로 삼아야 한다고 생각할 수도 있다.

　일례로 자식교육을 잘못해서 자식이 잘못되었다면 부모도 분명히 책임이 있다. 또 실업자가 계속 생기거나 조직폭력배가 활개를 친다면 사회 전반에도 책임이 있다.

　이런 경우 교육을 잘못한 부모도 반성해야 하고 실업자와 조직폭

력배가 양산될 정도로 이미 많은 문제를 내포한 사회 전체도 총체적으로 반성하고 개혁에 참여해야 한다.

이런 면에서 암이라는 병은 내 인생을 되돌아보고 새로운 가치관을 정립하며 그간의 악습관을 바꿀 수 있는 기회가 되기도 한다. 중풍, 식물인간, 교통사고처럼 어느 날 갑자기 폐인이 되거나 사망하는 것이 아니라 의식이 비교적 명료한 상태에서 많은 시간을 보낼 수 있게 해주는 것도 암의 특징이다. 마음가짐에 따라 암은 위기가 기회가 되고 눌림이 누림이 되고 걸림돌이 디딤돌이 될 수 있듯이 환자의 정신적인 건강은 투병에서 매우 중요하다.

암에 걸린 순간부터 죽음에 이르는 순간까지 오직 암이라는 단어에 눌려서 암만을 생각하며 살아가고, 매일 날짜 타령만 하고, 검사 하나에 웃다 울다를 반복하며 산다면 얼마나 억울한 일인가? 어떤 사람은 개인노트에 달력을 붙여놓고 빨간 펜으로 날짜를 지워나가기에 왜 지우냐고 물었더니 병원에서 3개월 남았다고 해서 그런다고 했다.

과연 그런 분의 삶의 질은 어떨까? 그래서 환우에게 가끔 이런 질문을 하기도 한다. "만약 암이 나으면 이타적(남을 위한 일)인 어떤 일을 하시겠습니까?" 그런데 대부분 속 시원한 대답을 하기 힘들 정도로 인생의 모든 것이 암 안에 묶여 있다. 마약을 끊으려고 매일 '끊어야지! 끊어야지!' 하고 노력하면 할수록 더 힘들어진다. 차라리 바보처럼 다른 건설적인 곳에 우선순위를 두고 살다 보면 어느 날 마약이 생각나지 않게 된다.

　내 의지와 정신력으로 자신이 없으면 절대자에게 도움을 청해도 된다. 그러니 암과 함께 살자(Living with Cancer)라는 말처럼 암을 잘 다독거리면서 같이 살자는 말도 있고, 암과 친구가 되라는 말도 있다.

　무조건 없애는 것만이 암을 낫게 하는 길일지는 모르지만 만든 사람에게도 문제가 있어서 덩어리로 자란 것이므로 생긴 암만큼 만든 사람도 중요하게 생각하면서 암 치료에 접근해야 한다. 암은 종기처럼 잘라버린다고 해서 낫는 병이 아니라는 얘기다. 만든 사람의 상황이 전암(前癌) 상태에 있는 한, 암은 언제든 재발할 위험성이 크다. 그래서 환자의 상황, 특히 면역이 중요하다.

✹ 면역감시기구

우리 몸의 면역계는 자신과 다른 이물질을 비자기로 인식하여 민감하게 대응하고 배제하는데, 이를 면역감시기구라고 한다. 면역감시기구는 비정상적인 암세포가 생기면 이 암세포를 이물질로 인식하여 면역반응을 일으킴으로써 암세포를 제거하는 인체의 방어기구다. 즉 사람은 태어날 때부터 암세포의 출현을 감시하고 죽이는 면역감시기구가 있기 때문에 거의 암을 모르고 살아가는 것이다.

면역감시기구는 20세기 초 에리흐, 버넷, 토마스 같은 학자들에 의해 알려지기 시작했다. 이는 정상세포의 악성화를 줄이고, 이미 악성화된 세포는 이물질로 인식하여 파괴하며, 재발과 전이를 줄이는 데 절대적으로 필요한 시스템이다.

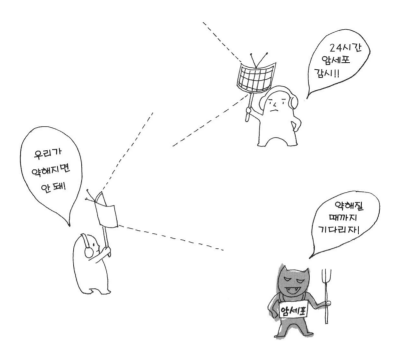

　암을 면역학적으로 해석하는 데는 몇몇 임상적 증거가 있다. 암 연령이 되면 암이 갑자기 증가한다든지 면역억제제, 방사선, 에이즈 같은 면역질환이 있을 때 암이 증가하거나 치료 없이도 자연 치유된 예가 있으며, 암 종괴 주위에 면역세포 포진, 몇몇 면역원성 종양(고환암, 흉선암, 신장암, 흑색종 등)의 존재가 그 증거다.

　면역감시기구는 온몸을 고성능 레이더로 24시간 감시하다 이상한 세포가 발견되면 면역반응으로 없애버린다. 암세포의 99% 이상이 면역감시기구에게 억제되거나 파괴되지만 면역감시기구의 기능이 저하되면 암세포가 교묘하게 증식하여 암으로 발전하게 된다.

　앞서 누누이 강조한 대로 비록 여러 가지 원인으로 돌연변이가 생겨 암세포가 발생했지만 암이 덩어리가 될 때까지 내버려둘 수밖에 없었던 몸의 면역감시기구에도 문제가 있다는 것을 알아야 한다. 면역의 중심세포(면역세포)로는 대식세포를 비롯해 림프구, 호중구, 호산구, 호염구 같은 백혈구가 주역을 담당한다.

앞가슴에는 흉선이라는 작고 말랑말랑한 장기가 있는데, 이는 면역의 보고로 T세포의 교육과 훈련을 담당하는 곳이다. 흉선은 자기 몸을 위해 훈련된 아군을 만드는데, 적군을 면밀히 감시하는 TcR(T세포 항원수용체)을 가진 T세포가 먼저 생성된다. 그 다음 심사를 통해 T세포가 보조(helper), 억제(suppressor), 살해(killer) 등 각각의 임무를 부여받고 흉선에서 배출된다.

흉선은 10대 초반에 가장 크지만 점차 작아져 40대에 절반으로 작아지다가 노인이 되면 지방으로 채워지므로 그만큼 노인의 암 발생률이 높아진다고 볼 수 있다. 이런 진행과정은 일반 흉부사진으로 쉽게 확인할 수 있다.

❀ 암 면역반응

이물질에 대한 면역반응을 살펴보면 면역반응이 일어나기 위해서는 면역감시기구가 어떤 물질을 자기 것이 아닌 남의 것(비자기)으로 인식해야 한다. 즉 적이라는 것을 알아야 한다. 인체의 면역감시기구는 이상한 단백질을 발견하면 이 물질을 비자기로 인식하여 공격하기 시작한다.

다행히 정상세포가 암세포가 되면 '암 특이항원(Tumor specific antigen)'이라는 낯선 단백질이 암세포 표면에 나타난다. 그러면 먼저 대식세포(macrophage) 같은 항원처리능력이 있는 세포가 암세포를 탐식해 소화한 후 이 암 항원 펩타이드를 자신의 대식세포 표면에 제시하게 된다.

이래서 대식세포를 APC(항원제시세포)라고도 한다. 이 대식세포 표면의 깃발이나 봉화격인 암항원을 Th세포(보조 T세포)의 레이더인 T세포 수용체(TcR)가 인식한 후 비상연락망을 통하여 경계태세를 발령한다.

이 비상연락망에 해당하는 것이 사이토카인이라는 세포 사이의 전달물질인데, T세포는 이 사이토카인을 만들어 킬러T세포, B세포, NK세포를 활성화해 적을 섬멸하게 된다.

암면역반응을 간단히 요약하면 다음과 같다.

암세포는 자신의 표면(HLA class 1)에 암 항원 펩타이드(=암 특이항원)를 갖는다.

① NK세포(일반군)

맨 처음 암세포를 발견했을 때 암 특이항원과 무관하게 공격·파괴 – 일반경찰에 해당

② 대식세포(정찰병)

암 특이항원을 먹은 다음 분해산물(★)을 자신의 세포표면(HLA class 2)에 제시(APC=항원제시세포) → 이 암 항원 펩타이드(★)를 인지한 보조 T림프구(Th0) 활성·증식 → 사이토카인(IFN-r, IL2) 방출↑ → 세포독성 T림프구(CTL) 활성화

＊ CTL(세포 장해성, 세포독성 T 림프구)

대식세포 지시로 암 특이항원 보유세포만 공격

③ CTL의 행동세포(killer cell)

표적이 되는 암세포 공격(특전사, 저격수)

④ 보조 T림프구(Th)

B림프구를 도와 항체 생성 → 암세포 파괴

⑤ 암세포 파괴 후

억제 T세포(Ts)가 활성화되어 면역반응 종료

⚙️ 사이토카인

사이토카인(Cytokine)이라는 단어는 '세포+운동'이라는 뜻으로, 림프구나 대식세포에서 분비되어 세포조절에 중요한 작용을 하는 단백질이다. 미량 호르몬이라고 할 수 있으며, 면역세포에 작용하고, 양이 적어 인체 일부에만 작용한다는 특징이 있다.

세포간 정보전달물질의 총칭이며 기능에 따라 자연면역을 매개로 하는 사이토카인, 림프구 활성의 조절기능을 하는 사이토카인, 염증세포 활성제로 작용하는 사이토카인, 미성숙 백혈구의 생장 및 분화에 관여하는 사이토카인 등이 있다.

즉 이물질이 들어와 면역체계가 발동하면 면역세포는 이를 물리칠 특수한 물질을 분비하는데 이를 사이토카인이라고 한다. 사이토카인은 항종양효과를 발휘하는 활성 액성인자다.

암에 관계되는 몇몇 사이토카인은 다음과 같다.

① 종양 괴사인자 $-\alpha$ (TNF$-\alpha$)

② 인터페론(Interferon) 인터페론 감마(Interferon $-\gamma$) 등

③ 인터루킨(Interleukin) 인터루킨 1, 2, 3, 4, 5, 6, 8, 10, 12

④ TGF$-\beta$(종양 성장인자 베타)

⚙ 면역세포

면역계는 혈액 내 림프구를 비롯해 백혈구, 보조세포, 림프조직 등 면역기능에 관여하는 세포나 조직이 모여서 이루어진 체계를 말한다. 면역반응에서 가장 중요한 구실을 하는 세포가 T cell이나 B cell 같은 림프구다.

아울러 보조세포들도 면역반응에 중요해서 항원을 림프구에 제시하거나(antigen presentation) 면역반응을 진행하기도 하고, 항원을 제거하는 데 중요하게 작용하기도 한다. 림프조직에서 림프구가 체내에 들어온 항원을 인식하면 림프구는 그 항원을 제거할 수 있도록 활성화되어 증식과 분화를 거쳐 기능이 생겨 결국 항원을 제거하게 된다.

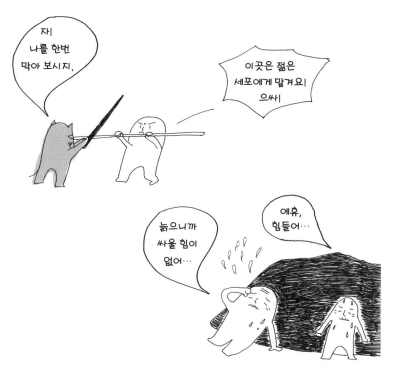

우리 몸에 있는 수십조 개가 넘는 세포 중 면역세포는 몸을 지키는 군대와 같다. 일단 적이 침투하면 세포는 강력한 저항력으로 신체를 방어하고 보호하는데, 그중 중요한 기관이 흉선과 골수다. 인체 면역세포들은 사멸과 생성을 반복하여 건강한 상태를 유지하고자 한다. 그만큼 건강한 면역세포가 포진되어 있기에 숫자가 적으면서도 효과적으로 면역반응할 수 있는 것이다.

면역세포의 주요 성분인 림프구는 바이러스나 암세포 같은 변형된 세포와 싸우는 군인으로 젊었을 때는 기능이 활발하지만 노화에 따라 기능이 급속하게 떨어진다. 그 결과 암, 만성질환, 감염성 질환

등의 발병에도 영향을 미치며 싸움에서의 승리나 회복에 지장을 야기하게 된다. 즉, 바이러스와 같은 새로운 항원이 공격하거나 암세포 같은 항원이 발생해도 적절하게 대응하지 못해 바이러스 감염증이나 암이 발생하게 된다.

면역반응을 수행하는 세포는 주로 세포에 독성을 가하는 T림프구인데, 그 행동세포인 살해세포(killer cell)는 암 특이항원과 결합함으로써 표적이 되는 암세포를 공격해 파괴한다. 특히 자연살해세포(natural killer cell, NK cell)는 암 특이항원 여부와 무관하게 공격하므로 이 NK세포의 활성도 증가도 매우 중요하지만 반대로 암 특이항원이 없는 세포가 많다는 반증이 될 수도 있다.

이 감시망을 피하거나 뚫고 살아난 암세포가 한 개만 있어도 우리 몸은 문제가 된다. 암세포가 자라기 전에는 주로 1차적으로 NK세포(자연살해세포)에게 파괴되는데, 이때 퍼포린(perforin)이라는 물질을 이용해 암세포의 세포막을 뚫어서 죽인다. 따라서 NK세포의 기능이 떨어지면 감시기능도 떨어져 결과적으로 암세포가 자라는 것이다.

인간의 몸을 불량조직에서 지켜주는 면역세포에는 몇 종류가 있는데 특히 암세포를 공격하는 것은 다음과 같다. 각 면역세포에 대해서는 많은 책자에 소개되었으므로 생략한다. 주역은 T림프구, NK세포, 대식세포, 수상세포 등이다.

① NK세포(자연살해세포)

② 대식세포(Macrophage) 단구(Monocyte)

③ 수지상 세포, 수상세포(Dendritic cell)

＊ 항원 제시세포(Antigen Presenting cell, APC) 대식세포, 수상
세포

④ B림프구

⑤ 보조 T세포(Th, Helper Tcell)

⑥ 억제 T세포(Ts, Suppressor Tcell)

⑦ 킬러 T세포(Killer Tcell) 세포독성 T세포(CTL, Cytotoxic T
lymphocyte)

⑧ LAK 세포(림포카인 활성 살해세포, Lymphokine activated
Killer cell)

⑨ 호중구

▶ 기능을 간단히 요약하면……

① T세포 림프구에 의한 세포성 면역반응

② B세포 림프구에 의한 체액성 면역반응

③ Killer세포 세포에 의한 항체 의존성 세포독성 반응

⑤ NK세포 세포에 의한 비특이적 자연살해세포반응

⊛ 면역탈출

암은 지금까지 기술한 절묘하고도 세밀한 면역체계를 교묘히 피하고 살아남은 것이다. 원래 암세포는 인간의 체내에 있으면 안 되는 '이물' 이기에 암세포가 나타나면 곧바로 면역 시스템이 작동해 총공격을 해야 한다.

하지만 암세포는 이물이긴 하나 원래는 정상세포가 돌연변이해서 생긴 것이므로 적군이라기보다 반란군에 가까우며 혹 면역체계에 문제가 생기면 놓쳐버릴 때가 있다. 이것을 '면역탈출(Immune Escape)' 이라고 한다. 사실 암은 면역만으로 제압하기에는 어려운 점이 너무 많다. 워낙 많은 요인이 암세포가 면역체계의 포위망을 벗어나는 데 도움을 주기 때문이다.

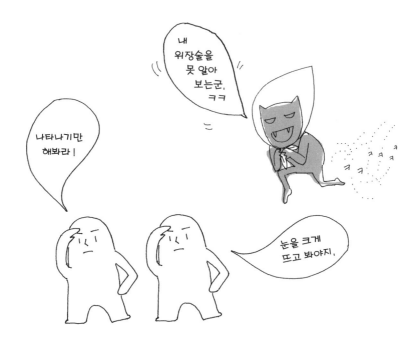

　　암세포 표면의 주요 조직적합복합체(major histocompatibility complex, MHC) class I의 발현 저하로 CTL의 작용을 피하고 면역계가 감지할 표식의 발현이 적어 면역을 자극해도 공격할 대상을 감지하지 못할 수 있다. 이는 레이더망이 고장 난 경우와 비슷하다. 또한 MHC class II 발현을 감소시켜 Th의 기능을 방해하기도 한다.

　　암세포가 T세포를 자극하는 공동자극신호(co-stimulator signal)를 만들어내지 않아 T세포를 무기력상태(anergy)로 전환하게 하기도 한다. 또 진행성의 경우 암세포 자체가 면역억제작용을 하는 단백질을 분비하여 면역억제를 유도하기도 하며, 암세포에 면역내성을 유도하기도 한다.

종양이 급속히 자라 면역반응이 암세포를 따라잡지 못하게 만들기도 하고 면역반응을 받지 못하는 변이종양(mutant tumor)이 생성되거나 암항원에 항체가 결합되면 암항원을 결실시켜 면역반응을 피하기도 한다.

또 암 특이항원을 숨기는 방법(antigen masking)으로 면역반응을 피하기도 한다. 면역체계에 대하여 암세포가 항원으로서 정보를 싹 감추거나 아군으로 위장해 T세포 수용체가 알아채지 못하는 것이다. 아니면 NK세포나 Killer세포가 늙거나 비실비실해 살해능력이 떨어지는 경우도 있다. 몸 안의 소화, 생리, 대사 등 모든 기능이 저하되면 면역력이 떨어지기도 한다.

어떤 보고를 보면 암세포는 정상세포에서 유래한 것이라 암 특이항원의 항원성이 약하고 정상세포의 조직적합성 항원과 차이가 적어 암세포를 파괴하는 암세포 독성항체가 생기기보다 이들의 작용을 차단하는 차단항체나 암 성장을 돕는 증강인자가 생겨서 암세포 표면 항원에 부착되어 이들이 세포독성항체의 작용을 차단해 암 성장이 지속된다고도 한다.

즉 생체면역기구가 초기에는 오히려 암세포를 보호하는 일을 해서 암이 성장하게 되고 시간이 경과해 면역계가 암세포를 이물질로 알아차릴 때는 이미 너무 늦어버려 활발한 암세력이 면역기능을 압도해 암성장이 계속된다고 알려져 있다.

어찌 보면 암세포를 없애고자 하는 면역반응과 암세포가 이를 피하는 반응 모두 매우 복잡한 과정을 거친다고 볼 수 있다. 따라서 암이라는 병은 아직 면역만으로는 해결할 수 없는 난제가 많은 질병 중 하나다.

어쨌든 암세포가 증식 · 전이하는 것을 막는 작용을 하는 면역세포는 NK세포와 T림프구다. 바꿔 말하면 암이 발생하는 사람은 이 두 면역세포가 부족하거나, 역부족이거나 하는 경우가 대부분이다. 만약 어떤 물질이 면역세포에 영향을 주어 세포들을 증식해 활성화한다면, 즉 기능을 개선한다면 암 진행을 억제할 수 있는데, 이를 면역조절(Immune modulating)이라고 한다.

⚙ 침윤, 전이

암세포는 처음 발생한 장소에만 머물러 있는 것이 아니라 인접 장기에 서서히 침윤하거나 암세포 자신이 혈액이나 림프의 흐름을 타고 먼 장기로 이동해(전이) 거기서 증식하는 등 세력 확대를 노린다.

암세포도 '생물'이기 때문에 영양을 섭취하지 않으면 살아갈 수 없다. 따라서 암 조직은 가까운 혈관(주로 가는 정맥)에서 자신으로 연결되는 새로운 혈관을 개통해 산소와 영양을 공급받는다. 수 mm만 되어도 새로운 혈관을 생성한다고 하니 암 조직은 실로 교묘한 수단으로 무럭무럭 성장하는 것이다.

최근 진행되는 연구 중 암치료에 '탈리도마이드(Thalidomide)'

라는 약을 사용한 예가 있다. 이 약은 제2차 세계대전 중에 독일에서 개발된 수면제로, 이것을 복용한 임산부가 팔이 없는 기형아를 연달아 낳아 '악마의 약'으로 널리 알려졌다.

최근 이 약이 암치료에 유효하다는 보고가 있어 많은 임상의가 흥미를 가지고 연구하는데, 그 기전이 바로 암의 혈관신생작용에 관계한다. 형체이상의 아기도 본래 생겨야 하는 혈관이 생기지 않아 태어난 것이다.

⚽ 수술요법, 항암화학요법, 방사선치료

1950년대까지는 외과의사의 수술, 1960년대에는 방사선요법, 1970년대에는 항암화학요법(항암제)이 등장해서 현재 암치료 3대 기둥이 되었다. 현대의학의 암치료는 암세포를 적으로 인정하고 완전히 없애는 데 초점을 맞춘다. 그래서 수술로 암 덩어리를 제거하고(cutting), 항암제로 암세포를 죽이고(killing), 방사선으로 암세포를 태워 죽이는(burning) 방법으로 치료한다. 암세포를 제거하고 파괴하는 것만이 최상의 방법이라는 발상이다.

수술로 암세포를 제거하는 것은 알기 쉽고 확실한 방법이며 가능하다면 가장 효과적인 치료법이라고 할 수 있다. 특히 전이가 안 된 국소적인 병소에는 최적이며, 완화책으로 장루술, 문합술 등을 시행하기도 한다. 최근에는 내시경이나 복막경 등이 개발·보급되면서 수술 내용도 이전과는 많이 달라졌다. 막강한 암 세력을 놔두고 면역 요법을 시행하는 경우 효과도 그만큼 반감된다.

암의 1차 진료는 대개 수술로 하는데, 수술을 아무리 완벽하게 했더라도 진단할 때 이미 암세포는 주위 조직으로 퍼졌거나 미세전이를 일으킨 경우가 많기에 외과의사로서는 절제범위를 확대하게 된다. 그러다 보니 신체기능 상실이 상상 이상으로 크고, 살아 있는 동안 기능이 회복되기 어려워 환자의 삶의 질이 저하되어 불편을 겪는 경우가 많다. 더불어 전신마취, 수혈도 면역 저하를 가져온다. 외과적 수술도 상처가 남거나 체내에서의 유착이나 감염증의 위험성 등이 확실히 있기 때문에 아주 안전한 치료법이라고 할 수는 없다.

또 수술을 완벽하게 했더라도 미세전이된 암세포에 의한 재발의 두려움 때문에 환자는 안심할 수 없다. 즉 수술로 암 덩어리를 완벽하게 제거했더라도 사진에 나타나지 않거나 눈에 보이지 않는 암세포는 얼마든지 남아 있을 수 있다(1mm만 되어도 100만 개 전후 세포 모임).

따라서 수술 후에 항암제 투여나 방사선치료 등을 계속 받아야 한다. 이렇게 항암치료를 받고 결과가 정상인에 가깝게 나와도 1～2년 뒤 재발하는 경우가 많다. 이는 암에 의해 면역억제가 유발되어 암환자들의 면역력이 떨어졌기 때문이며 또 보조로 사용한 항암제와 방사선의 반응이 안 좋았다는 의미도 있다.

항생제가 세균성 감염에 효과가 뛰어났던 것처럼 암에도 효과가 뛰어난 화학물질이 있으리라 생각하고 개발한 것이 항암제다. 항암제는 암세포의 증식과 성장을 억제하는 약물이다. 이상적인 항암제는 암세포만 죽이고 인체에는 아무런 장애를 주지 않는 것이지만 정도 차이가 있을 뿐 부작용이 없는 항암제는 없다.

실제로 항암제 시초는 독가스였으며, 항암치료를 하다 보면 부작용을 치료하기 위해 더 많은 시간을 보내는 경우가 적지 않다. 그러나 문제는 부작용뿐만 아니라 항암제가 모든 암에 효과가 있는 것이 아니라는 사실이다. 솔직히 항암제로 완치하는 암 종류는 몇 가지에 지나지 않는다. 반응률이 안 좋은 암도 많으며, 항암제 유효율이나 반응률은 치료율이 아니라는 것도 명심해야 한다.

환자 체력이 수술을 못 견디거나 벌써 전이가 진행되어 한두 곳 수술해도 큰 효과를 얻을 수 없는 상황에서는 할 수 없이 항암화학요법이나 방사선을 사용하게 된다. 항암제는 약의 힘으로 암세포를 공격하는 것이므로 체내 어느 곳에 암세포가 있다 해도 항암제 성분이 혈액을 타고 전신을 돌아다녀서 전이가 많이 되었거나 원발전이가 어디에 있는지 모르는 암이라도 효과를 기대할 수 있는 치료법이다.

그러나 항암제는 양날의 칼과 같은 단점이 있다. '세포를 박살낸다'는 작용은 암세포뿐만 아니라 정상세포에도 똑같이 작용한다. 정상세포가 받는 큰 해를 '부작용'이라고 하는데, 주목적인 항암작용을 고수하기 위해서는 정상세포의 희생이 불가피하다.

만약 암세포가 항암제에 내성이 생기거나 반응하지 않으면 환자의 면역력만 저하되어 오히려 득보다는 실이 많을 수 있다. 다시 말하면 암은 안 줄고 이에 대항하는 면역력만 떨어진다면 결과가 어떻게 되겠는가? 마치 반란군은 그대로이고 경찰만 줄어드는 격이 되고 악화는 불 보듯 뻔하다.

특히 항암제는 신진대사가 활발한 세포를 강하게 공격하는 특성이 있어서 위 점막 세포나 머리카락, 골수세포 등도 공격하여 구토, 구역, 설사, 탈모, 골수기능저하 같은 부작용을 나타낸다. 환자들을 보면 부작용이 무서워 항암제 투여를 거부하거나 부작용 치료에 시간을 보내는 경우도 많다.

최근 의학계의 지대한 관심을 끌고 있는 표적항암제는 두 가지 형태로 나와 있다. 암세포막을 가로질러 세포 표면에 나타나는 단백질을 표적으로 하는 항체를 제조한 주사제와 세포막 안에서 신호전달체계에 관여하는 효소의 형태인 미세분자를 표적으로 하는 먹는 약이 그것이다.

글리벡이 처음 등장할 때 많은 환우들이 백혈병 이외에도 기적의 약이 등장할 것으로 기대하고 환호성을 올렸지만 실제 진행암이 그리 만만한 상대도 아니고 표적항암제 역시 부작용, 내성, 경제적 부담 또한 무시 못한다.

그러나 표적치료제가 모든 암에 동일한 효과를 나타내는 것은 아니다. 표적치료제는 말 그대로 암 종양의 종류에 따라 특이한 표적과 그런 성질을 나타내는 효소나 단백질과 짝을 이루는 경우에 적용할 수 있다. 또한 고형암에 사용하는 표적치료제의 주된 표적으로는 상피세포 성장인자 수용체(EGFR)와 혈관내피세포 성장인자 수용체(VEGF) 등이 있다. EGFR는 다양한 암세포의 표면에 나타나는 단백질로, 전이성 유방암에 사용하는 '허셉틴'과 비소세포성 폐암에 사용하는 '타세바' 등이 효과를 입증받고 있다.

또한 암세포에 영양을 공급하는 혈관을 만들어주는 인자인 VEGF를 공격하는 '아바스틴'은 전이성 대장암과 비소세포성 폐암에 사용되고 있다. 그러나 이들은 국내에서는 보험이 적용되지 않아 환자의 금전적인 부담이 숙제로 남아 있다.

최근 들어서는 여러 표적인자를 동시에 공격하는 '다중 표적치료제'도 등장하고 있다. 1세대 항암치료제와 2세대 표적치료제보다 진화한 다중 표적치료제는 암세포를 공격할 뿐 아니라 암세포에 영양을 공급하는 혈관 생성에 필요한 다수의 경로를 차단해 치료효과를 극대화하면서 부작용을 줄인 형태의 치료제이다. 이에는 '수텐'과 '넥사바'가 있다.

또한 최근 3세대 면역항암제가 꽤 관심을 끌고 있고 본인도 여기에 많은 관심을 쏟고 있다.

임상이 많이 진행되니 보다 부작용 적고 효과가 좋은 약들이 점점 많아져 청신호로 보인다.

방사선치료도 같은 결점이 있다. 방사선은 몸의 표면에서 내부를 향해 조사하게 되므로 체내의 암세포보다 몸 표면 가까이에 있는 조직이 더 큰 해를 받는다. 이것을 피하기 위해 최근에는 방사선의 세기를 조절한다든지, 다각도에서 조사함으로써 치료의 극대화를 이룬다든지, 몸 표면에서 암 조직까지는 거의 해를 받는 일 없이 진입해 암 조직이 있는 부분에서만 폭발적으로 방사선이 퍼짐으로써 암만 공격하는 치료법이 개발되고 있다. 세기조절방사선치료, 정위적 방사선수술을 비롯해 꿈의 방사선치료라는 양성자치료 등 최근 10년 동안 방사선치료기술은 놀라울 만큼 향상되었다.

종래의 암에 대한 3대 치료법은 모두 생긴 암을 공격해 잡는 효과가 있는 반면 어떠한 부작용도 감수해야 한다. 부작용이 일어났다고 해도 그것을 능가하는 항암작용을 얻을 수 있다면 좋겠지만, 이것은 치료해보지 않으면 모른다. 그러니 "빈대 잡으려다 초가삼간을 태운다"거나 "창문에 붙은 파리를 잡으려 쇠망치를 든다"는 식의 풍자가 나올 수밖에 없다.

때로는 치료효과보다 해가 오히려 많은 경우도 있게 된다. 불행히도 지난 30년간 수술요법, 화학요법(항암제치료), 방사선요법 등은 많이 발전했지만, 암에 대한 궁극적인 해결책이 되지 못하고 있으며 이런 한계는 면역치료의 가능성과 필요성을 불러왔다고 볼 수도 있다.

현재 현대의학적인 표준 암치료법인 수술, 항암제, 방사선치료는 암을 효과적으로 줄일 수는 있어도 100% 제거할 수는 없으며, 이미 전이된 암세포는 수술로 완전하게 제거할 수 없고, 분열속도가 낮은 암세포는 항암제, 방사선치료의 효과가 떨어진다.

따라서 면역치료를 시도하면 잔여암세포를 찾아다니며 사멸할 수 있어 재발 위험이 줄어들게 된다. 이에 새로운 암치료법으로 기대를 모으는 치료방식이 우리 몸 자체의 면역기능을 이용한 면역요법이다.

본인이 알고 있는 외국 모 암 전문의는 수술과 항암, 방사선요법을 오랜 경험을 밑바탕으로 수정하여 사용하는데 일단 종양이 발견되면 저용량의 방사선과 항암제 투여로 주위 미세전이, 침윤부위를 줄이고 원발 병소도 축소시킨 후 수술을 시도하며 그후 재발방지를 위한 3년간의 유지 체제, 재발과 전이방지 단계를 연계한다고 한다.

생긴 암을 없애서 암을 치료하겠다는 현대의학 분야와 암을 조장하고 만든 사람의 자연치유력(면역 포함)을 상승시켜 암과 싸우겠다는 현대의학 이외 분야(대부분의 한의학, 보완대체 분야 등)는 상충의 대립구도가 아닌 환자를 위해 시너지한 면으로 협력구도가 되어야만 한다. 이들 나름대로의 장점을 선택해 환자중심의 의학으로 간다면 매우 바람직하다고 본다.

암환우의 병세가 좋아졌다는 것은 단순히 병원에서 주로 체크하는 암 크기, 혈액검사의 호전은 물론 삶의 질(수면, 식욕, 기분, 통증, 운동수행능력 등)과 삶의 양(주치의의 예측 잔여 생존기간)의 대폭 연장도 포함시켜야 한다. 진단 후 10년을 살았는데 9년 이상을 병원의 투병

관계로 투자했다면 삶의 질이 결코 좋다고 볼 수는 없다.

요즘 암환우들에게 면역요법, 유전자요법, 온열요법 등이 암치료의 제4요법으로 자리매김하는 현상도 메인 3대 표준요법의 부족한 부분을 보완하는 이점 때문이다.

우리 인간을 돕는 의학(Medicine)은 몇 가지에 불과하지만 요법은 수만 가지가 존재한다. 어쨌든 의학을 신이 인간에게 준 선물이므로 우리 환우들은 자기에게 유익하고 맞는 요법을 찾아 이용할 권리가 있음을 알고 자세한 각각의 정보를 보호자들이 공부를 꼭 해야만 한다.

어느 분의 말대로 '신은 믿음의 대상이고, 사람은 사랑과 용서, 포용의 대상이고 의학과 요법은 이용의 대상'이라는 표현이 공감이 된다.

암이 호전되었다는 의미는 다음의 방법으로 확인이 필요하다(1, 2번이 가장 객관적).

1. 암 크기의 변화 : 각종 영상학적 검사
2. 종양표지자를 비롯한 혈액검사의 변화
3. 삶의 질 포기, 난치암에는 중요
4. 삶의 양 : 예측된 여명인데 주관적이라 잘 사용 안함

⊛ 면역요법

면역요법은 떨어진 면역기능을 회복 또는 증강시켜 암세포를 사멸하거나 성장을 억제하는 것을 말한다. 그동안 유효성 논란으로 면역치료는 주요 암치료법의 하나로 인정받지 못했으나 면역학의 현저한 발전으로 인해 암 면역반응이 밝혀지면서 발전하기 시작했다.

더구나 현대에 들어 환자의 삶의 질에 대한 관심이 높아지고, 항암제의 지속적인 사용도 부작용으로 한계가 나타나면서 더욱 관심을 끌게 되었다. 또 고령사회로 접어들면서 나이가 많은 암환자도 늘어났기에 항암제 부작용을 견디지 못하는 분들이 많아졌다.

외부 적에게서 자신을 방어하는 면역감시기구는 두 체계로 구성되는데, 하나는 대식세포와 림프구가 관여하는 세포성 면역, 다른 하나는 항체가 관여하는 체액성 면역이다. 이 가운데 세포성 면역에 이상이 생기면 암이 발생할 가능성이 높다.

면역요법으로 암을 치료하려면 암세포가 정상세포가 아니라는 것, 즉 암세포를 항원으로 인식·판별하는 면역기구가 있어야 한다. 암세포가 생겼을 때 면역기구가 제대로 작동하지 않아 암세포를 정상세포로 착각하여 초기에 적절히 제거하지 못하면 이 암세포는 계속 분열·증식하여 결국에는 생명을 앗아간다.

■ 임상에서 사용하는 면역요법

면역요법은 크게 능동 면역요법과 수동 면역요법으로 나뉘는데, 각각은 다시 특이적 면역요법과 비특이적 면역요법으로 나뉜다. 미슬토 주사는 능동 면역요법 중 비특이적 면역요법에 해당한다. 반면 면역세포치료는 수동 면역요법에 해당한다. 종양면역학이 발전하면서 각종 면역요법이 등장하고 병원에서도 시도하고 있다.

초기 방광암에 BCG를 주입하거나, 악성흑색종에 BCG를 국소 주입하거나, 대장암에 레바미솔을 항암화학요법과 병합치료하거나, 간염이나 신장암에 인터페론을 투여하는 등 여러 가지가 있다.

병원에서 면역요법에 이용하는 물질에는 BCG, 인터페론, 인터루킨-2, 종양괴사인자(TNF), CSF(G-CSF, GM-CSF, M-CSF), 레바미솔(Levamisole), 종양백신, 모노클론 항체(MoAb) 등이 있다.

■ **면역요법의 목적**

① 수술, 방사선, 항암치료 후 신속한 회복

② 치료로 지친 정상세포를 신속히 활성화

③ 암과 싸울 면역기능 최대한 활성화

④ 수술이 불가능하거나 말기환자도 암의 성장억제 및 통증경감

⑤ 각종 감염질환 차단효과

⑥ 재발시 조기에 발견하여 적절한 면역요법 실시

결국 면역치료는 어떤 방법을 이용하여 체내 림프구와 NK세포의 수를 늘리거나 힘이 쇠약해진 면역세포에 강한 힘을 주어 면역세포 본연의 역할인 '암세포 등 체내의 이물을 공격' 하는 힘을 증강해서 암과의 싸움을 유리하게 진행하는 것이다.

면역요법은 부작용도 적고 안전하며 특히 다른 요법과 병용하면 효과가 좋으며 신이 인간에게 부여해준 면역력을 활성화함으로써 자신의 면역력으로 암을 치료하는 간접적인 치료방법으로 볼 수 있다.

암에 대한 면역요법은 여러 가지 방법으로 시도할 수 있다. 면역

증강제를 투여하여 면역세포가 암세포를 공격하게 하는 치료방법이 있고, 면역세포치료처럼 세포성 면역을 수행하는 주된 면역세포인 림프구를 직접 암치료제로 이용하는 방법이 있다. 결국 최고의 암치료약은 최첨단 항암제가 아니라 자기 몸속의 면역세포일지도 모른다.

암환자들은 절망감에 사로잡혀 자신의 최대 아군인 면역기구의 능력을 전혀 알지 못하는 경우가 많다. 인간의 면역기구를 정확히 알고 면역기능을 이해한다면 안전하고 효과적인 면역요법을 자신이나 가족의 난치병 치료에 유익하게 이용할 수 있다.

아직 면역에 대해서 인간이 모르는 범위도 많기에 암이란 병이 면역만으로 잘 쉽게 해결된다고 보지는 않지만 그래도 기대할 수 있는 암치료 제4요법의 선두라고 볼 수는 있다.

중성구나 암의 근원이라는 '암 줄기세포' 에 대한 연구도 지속되고 있기에 보다 나은 암치료의 미래를 꿈꾸어본다. 면역세포치료는 거의 병원에서 연구되기에 많은 시험과 임상을 통해 유효율이 좋은 최고의 면역세포치료제가 나오길 두 손 모아 바래본다.

대상세포가 중성구든, 자연살해세포든, T세포든, 수지상세포든 본인은 임상적인 치료 결과에 가장 관심을 가지고 있다. 연구 분야는 훌륭한 연구진들이 해야 할 일이고, 본인은 임상 유효율에 주목하고 실제 가장 좋은 효과의 제품을 찾고 있다.

part 05
미슬토 주사제의
항암 면역성분

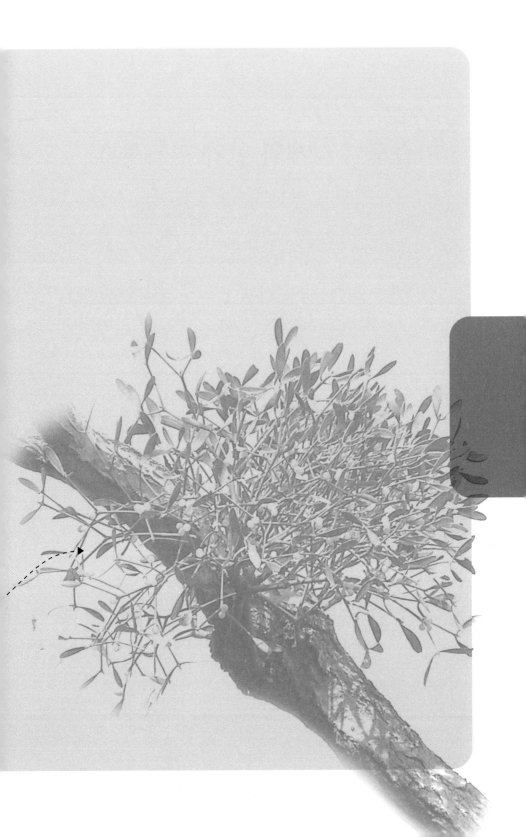

part 05
미슬토 주사제의 항암 면역성분

팔을 벌려 힘껏 안아야지 / 죽어서도 잡고 있는 힘은 꼭 남겨둬야지
그래서 어깨 위로 다른 싹이 올라와 / 두텁게 너를 덮을 테니
그렇게 수백 년을 죽고 살아 / 흙이 되고 우주가 되어
내 품에 생명들이 찾아오도록 / 삶의 그림자를 늘려갈 테니
나무야, 나무야 / 그때까지 나를 기다려 주겠니.

— 한현수, 〈이끼〉 —

⚙ 미슬토 주사제 성분의 실험적 연구

　미슬토는 1,700여 가지 성분을 함유하고 있다. 이 중에서 상당수는 항암작용과 면역강화작용을 일으키는 것으로 알려져 있다. 미슬토 주사제 성분 중에서 렉틴(Lectin) 연구가 많이 이루어져왔고 지금도 그런 경향이 있다.

　그동안 연구 결과는 한 가지 구성성분만을 투여할 때보다 종합추출물을 투여할 때 효과가 좋은 것으로 나타나 있다. 왜 그럴까? 이런 현상은 현대의학을 하는 사람들에게 많은 의문점과 호기심을 갖게 한다. 현대의학은 한 성분에 대한 결과를 증명하는 학문이기 때문이다. 한 성분에 대한 효과가 불충분한 것으로 미슬토 주사제의 모든 효과를 단정할 수는 없다.

미슬토는 종합추출물로 투여할 때 가장 큰 효과를 발휘할 수 있다. 그것이 미슬토가 현대 의학에 주는 도전이다. 그래서 미슬토 주사제 성분을 이해할 때 알려진 과학적인 효과 말고도 드러나지 않은 미슬토 주사제의 다른 효과가 있으리라고 생각할 수 있다.

미슬토의 암 억제 효과에 대하여 실험적 연구를 시작한 사람은 독일의 과학자 코흐(E. Koch)다. 1920년 슈타이너가 인지학적 이론으로 미슬토를 종양치료에 사용할 수 있다는 가능성을 제시하고 나서 18년 뒤의 일이다. 그동안 많은 암치료제의 문제점은 신체에 고통과 독성을 주는 것이었다.

코흐는 항암작용이 있는 식물이라면 다음과 같은 특성이 있어야 한다고 결론지었다.

① 암을 괴사시키는 물질이어야 한다.

② 생체에 최소의 독성을 나타내야 한다.

③ 직접적으로 암 주변에 강한 염증을 일으켜 국소적으로 방어능력을 강화해야 한다.

④ 파괴된 암조직이 생체에 최소한 흡수되어야 한다.

그리하여 코흐의 연구결과에 따라 이 모든 조건을 만족하는 식물로 미슬토 추출물이 제시되었다.

미슬토 주사제 성분에 대한 구체적인 연구는 코흐보다 20년 뒤에 유명한 생화학자 베스터(Frederic Vester)가 시작했다. 그는 미슬토 주사제의 단백질 성분이 소량만으로도 암억제작용을 일으킨다고 보고했다. 또한 그는 미슬토 주사제 단백질이 암세포에서 RNA합성 과 DNA합성을 억제한다고 발표했다. 베스터의 발견은 당시에는 획기적인 것이었다. 미슬토 주사제 단백질이 암세포의 핵유전정보에 선택적으로 영향을 주는 것으로 생각했기 때문이다. 베스터가 발견한 단백질들은 나중에 미슬토 렉틴으로 밝혀졌다.

❀ 미슬토 주사제 성분의 균일화

많은 사람이 겨우살이는 식물인데 추출한 물질을 어떻게 균일화할 수 있는지 의문을 가지고 있다. 이것은 아주 중요한 지적이다. 약물은 어느 시점이든 동일한 성분과 함량 그리고 일정한 효과가 있어야 하기 때문이다.

미슬토 추출물(주사액)은 겨우살이의 줄기와 잎, 열매로 구성되어 있다. 미슬토 추출물에는 600종이 넘는 다양한 단백질이 함유되어 있다. 단백질 표본은 숙주에 따라 좌우되며 미슬토의 성(性)에 따라서도 다르게 나타난다. 즉 암컷 미슬토와 수컷 미슬토의 단백질 분포가 다르며, 또한 줄기ㆍ열매ㆍ잎에 따라 분포가 다르다. 또 계절에 따라 분포가 달라서 주사액을 만들 때 식물추출물의 성분을 균일화하기가 어렵다.

그러나 독일에서 경험한 바로는 산속 깊숙한 곳에서 오염되지 않은 미슬토를 채취하여 냉동보관한 뒤 계절별로 섞고, 암컷과 수컷을 일정 비율로 섞음으로써 미슬토 주사액을 철저하게 관리하는 것을 보았다.

약물의 균일화는 매우 중요하다. 예를 들어 그동안 한방에서 많이 사용해온 봉독요법은 균일화에 문제가 있었다. 벌독(톡신)의 양이 벌마다 다르고 계절마다 다르기 때문이다. 이런 점을 보완하기 위해 최근에는 아피톡신(Apitoxin)이라는 물질로 벌독의 양을 과학적으로 균일화한 것이 좋은 예다.

미슬토 추출물은 숙주나무가 다르면 서로 섞어서 만들지 않는다. 그리하여 미슬토 추출물의 성분 구성을 일정하게 유지하는 것이다. 뒤에 거론하겠지만 미슬토 주사액에는 여러 가지가 있다. 숙주나무에 따라 미슬토 주사액의 구성성분 또한 다르다. 예를 들어 렉틴의 경우 소나무 추출물인 P제제에 비해 물푸레나무 추출물인 F제제의 렉틴 함량이 수십 배나 많다.

미슬토 주사약제의 효과는 구성 물질에 따라 다양하게 나타날 수 있다. 예컨대 렉틴과 비스코톡신은 사이토톡신과 같은 작용을 하여 세포를 파괴할 수 있다. 이와 더불어 다당류와 올리고당류는 특정 면역세포의 수를 증가시킴으로써 면역체계에 영향을 미친다. 하지만 다양한 구성 물질의 상호작용이 얼마나 중요한지는 아직 분명하지 않다. 효과가 독립세포에서 확인되거나 그렇지 않기도 하고, 종

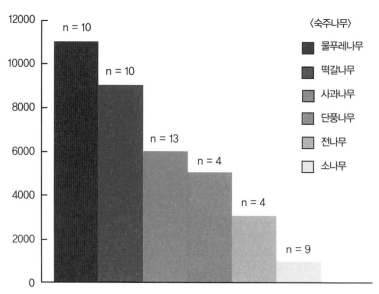

숙주나무에 따라 렉틴의 함량을 비교한 그림,
현재까지는 물푸레나무(F제제)가 렉틴 함량이 가장 높다.

합추출물은 효과를 보이는 반면 개별성분으로는 효과가 없는 경우
도 있다.

■ 미슬토 주사제 성분

미슬토 주사제는 단백성분과 비단백성분으로 분류할 수 있다. 단
백성분 중에는 렉틴과 비스코톡신이 가장 중요한 물질이며, 비단백
성분에는 알칼로이드, 다당류, 소포 등이 있다. 이들에 대해 좀더 자
세히 알아본다.

⚙ 미슬토 렉틴

렉틴(Lectin)은 암세포의 증식을 억제하며 암세포를 소멸시키고 면역기능을 활성화하는 물질이다. 렉틴은 미슬토 주사제 성분 가운데 가장 중요한 물질이다. 미슬토 추출물에는 20종이 넘는 다양한 렉틴이 들어 있는 것으로 알려져 있다. 렉틴은 당과 단백질로 구성된 글라이코프로테인(glycoprotein)인 당단백이다. 렉틴에는 암세포의 특정한 당을 인식하여 결합하는 성질이 있어서 어떤 당에 결합하느냐에 따라 렉틴을 분류한다.

즉 갈락토오스(galactose)에 결합하는 성질이 있는 것을 렉틴I, 엔–아세틸갈락토사민(N-acetylgalactosamine)과 결합하는 것을 렉틴III, 두 가지 모두와 결합하는 것을 렉틴II로 분류한다.

유럽의 미슬토에는 렉틴I이 가장 많고, 한국의 미슬토에는 렉틴II가 많아서 당과의 결합특성이 서로 다른 것으로 알려져 있다. 지금까지 렉틴I이 가장 많이 연구되었고 유명하지만, 효과 면에서는 렉틴II가 강력하다.

한국의 미슬토가 효과 면에서 가장 우수하리라고 생각하지만 아직 주사제로 개발되지 못한 점이 아쉽다. 그래서 아직까지는 미슬토주사는 수입에 의존한다. 최근에 발견된 렉틴IV(키틴)는 세포독성이기보다는 면역증강물질로 밝혀졌다.

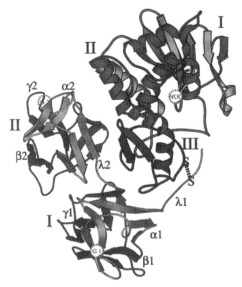

미슬토 렉틴-I분자의 공간구조
비스쿰 알붐에서 추출한 미슬토 렉틴I의 초기구조와 분자모델

렉틴 함량은 숙주에 따라 다르다. 예를 들어 소나무에서 자라는 미슬토는 렉틴 함량이 가장 적고 렉틴III만 함유하고 있다. 반면에 참나무, 포플러나무, 보리수, 물푸레나무에서 자라는 미슬토는 세 가지 렉틴 함량이 모두 높으며, 그중에서 렉틴I의 함유량이 가장 높다. 사과나무의 미슬토는 오직 렉틴I만 함유하고 있다.

일반적으로 미슬토의 어린잎과 줄기에는 렉틴I과 렉틴III가 골고루 풍부하게 들어 있지만 오래된 줄기에는 렉틴III가 많다. 모든 미슬토 중에서 렉틴 함량이 가장 많은 것은 물푸레나무에서 자라난 미슬토다. 이 물푸레나무의 미슬토에서 뽑아낸 F주사제는 전이나 재발된 암환자들에게 적용되는 약제로 점차 사용량이 늘고 있다.

앞서 렉틴은 당과 결합하는 특징이 있다고 설명했다. 렉틴에는 당의 구조를 인식하는 특수한 성질이 있어서 종양학에서 중요하게 여겨왔다. 그 성질을 이용하여 진단과 치료에 사용할 수 있기 때문이다. 또한 렉틴은 항암능력과 면역조절 효능이 있어서 실험적 연구나 임상시험에도 유용하게 사용되며 수십 년 동안 효과를 검증받았다.

더구나 최근에는 미슬토 렉틴의 유전자적 구조가 밝혀지면서 이를 바탕으로 렉틴을 유전자재조합법에 따라 대량생산할 수 있는 단계여서 앞으로 렉틴을 이용한 연구가 더욱 활발해질 것으로 전망한다.

■ B사슬로 조준하여 A사슬로 공격하는 렉틴

화학적으로 모든 렉틴은 두 개의 사슬구조로 되어 있는데, 바로 A 사슬과 B사슬이다. 이 둘은 유황(S)물질로 서로 결합되어 있다. A사 슬은 암세포를 파괴하는 독소작용을 담당한 반면, B사슬은 암세포 의 표면에 있는 당과 접촉하는 일을 한다.

렉틴의 효과는 독일의 과학자 프란츠(Franz)가 제시한 단백질 합 성 억제 모델로 설명할 수 있다. 이 이론에 따르면 먼저 B사슬은 갈 락토오스 또는 엔-아세틸갈락토사민을 함유한 암세포 표면의 수용 체와 결합한다.

그와 동시에 수용체에 매개된 세포내이입(endocytosis)을 통하여 렉틴이 세포 내로 들어가게 되는데, 이는 즉시 A사슬과 B사슬이 분 리되며, 이때 A사슬은 세포 내로 들어가서 암세포의 RNA를 분리해 서 단백질 합성을 불가역적으로 억제한다는 것이다. 이를 위해서는 칼슘이온이 필요하다. 프란츠는 암세포에 렉틴이 결합하면 몇 분 만 에 세포 내에 칼슘이온이 상승하는 것을 목격했다.

A사슬과 B사슬이 분리되면 렉틴의 효과는 없어진다. 미슬토 주 사 제품 중에 이스카도르(Iscador)가 있는데, 이것은 유산균으로 발 효된 미슬토 주사제다. 락토바실러스 플라타럼(Lactovacillus platarum)이라는 유산균으로 발효시킨 미슬토 주사제는 체액성 및 세포성 면역을 자극하여 면역증상 효과는 있으나 렉틴 성분의 함량

이 10배 정도 줄어드는 것으로 알려졌다. 유산균 발효는 렉틴의 구조인 A사슬과 B사슬을 분리하므로 암세포의 독성작용은 현저히 떨어진다.

■ 세포의 사멸(세포의 자살, Apoptosis)을 유도하는 렉틴

봄에 산에 올라가면 푸르른 나무 밑에 수북히 쌓여 있는 낙엽을 볼 수 있다. 좁은 산길을 살펴보면 부서진 낙엽가루가 흙과 동화되고 있다. 현재의 푸름은 먼저 간 푸름의 결과요, 푸름이 낙엽이 된 결과다.

푸름의 종료 없이는 푸름도 없다. 이는 당연한 자연의 순리요 섭리다. 그리스 사람들은 이런 자연 현상을 보고 세포의 죽음을 생각했다. 세포의 죽음 아폽토시스(apoptosis)! 세포가 무한정 분열하지 않고 때가 되면 죽어주는 것이다. 그리하여 몸 전체를 살린다.

하루에도 수백만 개의 세포가 생명보전을 위해 자리를 내어준다. 우리 몸에 아폽토시스가 없다면 곧 죽는다. 그런데 죽지 않고 변형되어 끊임없이 증식하는 것이 암이다. 죽지 않는 암이 생명을 죽인다.

세포 자살능력의 결함이 만들어낸 대표 질환이 암이다. 세포의 사멸은 우리 몸에서 암의 성장을 방지하는 가장 중요한 무기다. 그런데 세포의 사멸을 지시하는 유전자는 TP53이라는 종양억제 유전자다.

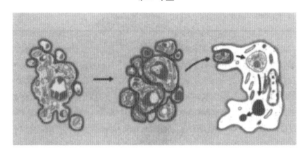

세포사멸은 유기체 내에 가장 흔한 세포소멸 방법이다. 세포가 자살 신호를 받으면 소포가 형성되고 세포핵은 파괴되며, 염색질은 응집된다. 파괴된 세포조각은 대식세포에 의해 제거된다.

반면에 세포의 사멸을 억제하는 것은 bcl-2유전자다. TP53유전자나 bcl-2유전자에 결함이 생기면 세포의 사멸은 일어나지 않는다.

TP53유전자는 비정상적인 세포를 발견하면 다른 유전자들에게 세포의 자살을 유도하도록 명령을 내리는 최종 방어선의 핵이라 할 수 있다. 요즈음 암치료법은 대부분 TP53과 그것과 관련된 자살유도 유전자들을 자극하는 것들이다.

유전자의 결함은 세포의 사멸을 억제하는데, 간암의 경우에는 조금 다른 결과가 나타난다는 사실이 최근에 밝혀졌다. 렉틴을 간세포암에 투여하면 텔로머라아제(Telomerase) 활동성이 억제된다는 것이다. 또한 간암에서 세포사멸은 TP53과는 별도로 미토콘드리아의 신진대사방식에 따라 조절된다는 것이다. 그리고 bcl-2유전자의 억제와 관련이 있었다. 무엇보다도 렉틴이 간암에서 텔로머라아제

활동성을 억제하는 것은 매우 주목할 만한 점이다. 텔로머라아제는 암세포가 죽지 않고 자라나게 하는 주범이기 때문이다.

TP53을 자극하는 또 다른 원인은 세포의 산소부족이다. 암세포는 혈관을 형성하여 영양분을 공급받으면서 효소(MMP)를 분비하여 조직의 세포기저막을 파괴해 들어간다. 암세포가 더 크게 성장하기 위해서는 이러한 혈관형성작용과 주위 조직파괴작용을 활발하게 해야 하는데 이럴 때 산소 부족을 느끼게 된다. 그러한 과정에서 TP53이 발동하여 혈액이 공급되기 전에 종양세포들을 죽인다.

불행하게도 암환자의 50% 이상에서 TP53유전자의 돌연변이가 나타났다. 즉 정상적인 세포사멸이 일어날 수 없는 것이다. 폐암의 경우 환자의 90%에서 TP53의 돌연변이가 나타나 항암치료 효과가 극히 저조하다. 이러한 경우에는 TP53유전자를 이용한 유전자치료를 시도하기도 하지만 아직은 미진한 상태다.

미슬토 주사제 성분인 렉틴은 프로그램화된 자살을 유도하여 간접적으로 암세포를 죽게 만든다. 암세포는 자살프로그램이 결여되어 있어서 통제 불능의 증식현상이 발생하는 것이다. 렉틴 때문에 세포가 죽어가는 모습을 현미경으로 보면 암세포의 DNA가 절단되는 현상을 볼 수 있다. 이런 현상은 세포의 아폽토시스가 있을 때에만 관찰할 수 있는 소견이다.

렉틴이 세포의 사멸을 일으키는 또 한 가지 방법은 카스파제 (caspase)라는 효소를 통해서다. 이 효소에는 암세포의 아미노산을

미슬토 렉틴의 세포사멸 유도에 대한 가설

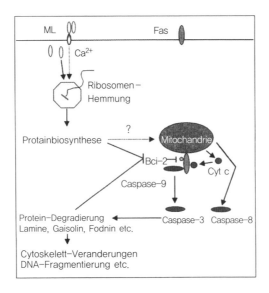

① 카스파제는 시스테인 단백질 분해효소(Cystein-proteases)로, 세포 내 구조단백질과 같은 여러 단백질을 분해한다.
② 전형적인 '죽음-수용체'인 Fas/Apo-Ⅰ/CD95는 미슬토 렉틴을 이용한 세포소멸시 개입하지 않는 것으로 보인다.

- ML=Mistletel Lektin 미슬토 렉틴
- Ribosomen-Hemmung 리보솜-억제
- Proteinbiosynthese 단백질 생합성
- Capase 단백질 분해효소(세포사멸과 염증에 중요한 역할)
- Protein-Degradierung 단백질 분해
- Cytoskelett-Veranderungen 세포골격-변화
- DNA-Fragmentierung DNA-단편화(조각내기)

잘게 절단하는 기능이 있다. 카스파제는 10여 종이 있는데, 렉틴은 카스파제-3, 카스파제-9를 활성화하여 세포사멸을 유도하는 것으로 알려져 있다.

미슬토 추출물의 세포사멸 잠재력은 그 안에 포함된 렉틴 덕분에 생긴다. 만일 추출물에서 렉틴을 제거하면 세포의 사멸은 일어나지 않는다. 독일의학자 얀센(Janssen)의 연구에 따르면 추출물에 들어 있는 비스코톡신과 올리고당류는 대부분 세포사멸에 거의 영향을 미치지 못한다.

세포사멸은 미슬토 추출물의 렉틴 함량과 관련이 있다. 보편적으로 렉틴함량이 많을수록 세포사멸은 잘 일어난다. 렉틴이 없는 미슬토 주사인 이스카도르는 세포사멸을 유발하지 않는다. 미슬토 주사제인 헬릭소M은 헬릭소A에 비해 세포사멸이 잘 일어난다.

미슬토 주사로 많이 사용하는 압노바비스쿰은 A, M, F, Q제제 모두에서 세포사멸이 잘 일어난다. 압노바비스쿰이 소포(vesicle)를 다량 함유한 것이 그 원인이라고 생각한다. 압노바 미슬토 주사제는 P제제에서도 세포사멸이 강하게 나타난다고 보고되었다.

시카코의대 교수였던 윤지원 박사는 2003년에 렉틴을 이용한 쥐 실험에서 얻은 결론을 필자에게 알려주었다. 윤 박사 연구팀은 털이 없는 누드쥐의 목 부분에 암세포(A253)를 주입하여 종양이 자라게 한 뒤 종양 부위에 렉틴(200ng)을 직접 주입하고 3주 동안 관찰했다.

그 결과 자라나던 종양의 크기가 현격하게 줄어들었으며 어떤 쥐에서는 흔적도 없이 사라졌다. 이것은 렉틴의 세포독성이 효과적이었음을 말해준다. 당뇨와 암면역학의 세계적인 권위자였으며 노벨의학상 후보로 자주 거론되었던 윤지원 박사는 2006년 세상을 떠나 많은 이들을 안타깝게 했다.

■ 렉틴의 면역증강작용

렉틴은 면역세포에 영향을 미쳐 세포의 증식을 촉진하거나 세포를 활성화할 수 있다. 즉 면역세포의 기능을 개선하는 데 관여한다. 이것을 가리켜 면역조절이라고 한다. 렉틴이 면역조절작용을 일으키려면 일련의 면역반응과정을 거쳐야 한다. 이를 이해하려면 먼저 인체의 면역활동을 알아두는 것이 좋다.

암은 DNA의 변화로 일어나는 병이다. 암은 몸 안에 생긴 이물질이다. 우리 몸의 면역계는 자신과 다른 이물질에 민감하게 반응하여 배제하는데, 면역계의 감시망을 피하여 자율적으로 증식하는 이물질인데도 왜 면역계는 적극적으로 암을 조기에 발견하여 죽이지 못할까? 분명히 암에 대한 면역이 존재하는데 말이다.

사람 몸에는 일정한 빈도로 돌연변이가 일어나 암세포가 발생하는데, 암세포는 자라기 전에 주로 NK세포에게 파괴된다. NK세포는 퍼포린(Perforin)이라는 물질을 발사하여 암세포의 세포막을 뚫어

죽인다. 그러나 NK세포의 기능은 나이가 들면서 점차 줄어든다. 이렇게 암은 발암 초기 단계의 감시기능을 담당하는 NK세포의 시야를 벗어나 발육하기 시작한다.

그렇다면 면역의 주역이라 할 수 있는 T세포와 B세포는 무엇을 할까? 가슴 안에는 말랑말랑한 조그만 장기가 있는데 이를 흉선이라 한다. 이것은 면역의 보고와도 같아서 이곳에서는 T면역세포를 성숙한 세포로 교육한다.

흉선을 거친 면역세포 중 적을 알아내어 감시하는 레이더기능을 하는 TcR(항원수용체)를 가진 T세포가 먼저 생성되고, 다음 단계로 엄격한 심사를 거쳐 T세포가 '헬퍼', '서프레서', '킬러' 등으로 임무를 받고 흉선 밖으로 배출된다.

이러한 신기한 현상이 일어나는 흉선의 크기는 10대 초반에 절정을 이루다가 40대에 절반으로 줄고 노인이 되면 지방으로 채워져 면역력 저하에 따른 암 발생률이 높아지는 원인이 되기도 한다.

레이더 기능을 하는 TcR를 가진 T세포가 신체를 돌며 적을 인식하려 할 때 대식세포나 과립백혈구의 도움을 받아야 한다. 대식세포가 먼저 적(항원)을 잡아먹고 소화시킨 뒤 항원의 일부를 대식세포 밖으로 보여주면 헬퍼T세포가 그것을 보고 적이 몸에 들어왔음을 인식한다.

이런 과정을 항원제시반응(APC)이라고 하는데, 항원제시반응에 따라 적을 인식한 T세포가 비상연락망을 통하여 경계태세를 발령하면, 사이토카인이라는 전령물질이 배출되어 킬러T세포, B세포, NK세포를 활성화하여 항원을 공격하는 것이다.

그렇다면 이런 완벽한 면역시스템이 있는데도 암세포는 어떻게 증식할까? 그것은 암세포가 면역체계에 항원으로서 정보를 감추거나 면역계가 착각을 일으키게 하여 TcR가 인식하지 못하게 하기 때문이다. 또 하나는 킬러T세포의 감소와 NK세포의 노령화로 살해능력이 저하되기 때문으로 추정한다. 미슬토 렉틴은 이런 일련의 면역반응을 활성화하는 물질이다.

그렇다면 렉틴은 어떻게 해서 면역기능을 향상시킬까? 렉틴이 몸에 들어오려면 항원제시과정을 거쳐야 한다. 그래서 대식세포와 과립백혈구가 렉틴을 이물질로 여기고 잡아먹은 뒤 소화시켜 항원을 밖으로 제시하면 T세포의 TcR의 레이더망에 걸리게 된다.

이때 TcR가 렉틴을 알아보고 모든 면역계를 자극하는 사이토카인이라는 전달물질을 방출한다. 이와 같이 렉틴은 종양파괴작용과 함께 면역기능을 증진하는 효과가 있다. 이런 일련의 반응이 일어나면 면역기능이 활성화되고 삶의 질이 향상된다.

미슬토 렉틴은 고용량에서는 세포의 손상과 사멸을 일으키고 저용량에서는 면역학적으로 세포기능을 활성화하는 세포에 대한 이중적인 작용을 한다. 미슬토 주사치료는 처음 단계에서는 렉틴의 세포증식억제와 세포파괴작용이 중심을 이루고, 나중에는 면역촉진작용을 한다. 이는 세포증식억제 작용이 2주에서 6주 이내에 감퇴되고, 유기체가 렉틴에 대한 항체를 형성하기 때문이라고 생각한다. 이런 이유로 미슬토 주사는 처음에는 매우 적은 양으로 처방하다가 서서히 양을 늘려나간다.

렉틴에 대한 항체를 항-렉틴 항체(Antilectin Ab)라고 한다. 항-렉틴 항체가 미슬토 주사치료시 어떤 영향을 미치는지에 대한 구체적인 연구는 아직까지 없다. 특히 면역조절 또는 신체 상태에 미치는 영향의 관점에서 볼 때 아직 정확하게 알려지지 않았다. 그리고 항-렉틴 항체가 실제로 어떤 강력한 기능을 하는가 하는 문제도 해결되지 않았다. 그러나 렉틴에 대한 항체 형성으로 미슬토 주사치료의 항암작용이 방해받는 것은 아니라고 알려졌다.

✿ 비스코톡신

비스코톡신은 처음 발견했을 때는 혈압을 내리는 작용이 있는 물질이었다. 그 뒤 세균, 곰팡이에 독성을 발휘한다는 것이 밝혀졌고, 암세포에도 효과적인 독성이 있다는 것이 점차 알려지게 되었다.

종합추출물에는 6종이 넘는 다양한 비스코톡신이 들어 있다. 비스코톡신은 렉틴과 더불어 중요한 약효를 나타내는 미슬토 주사제의 구성성분이다. 암환자들이 미슬토 주사제를 선택할 때 비스코톡신이 함유되어 있는지 살펴보는 것은 매우 중요하다. 비스코톡신이 없는 약제는 암세포 분해작용이 약하기 때문이다.

비스코톡신은 티오닌(Thionine)에 속하는 성분으로, 46개의 아미

노산으로 구성된 폴리펩타이드이며 저분자다. 단백질 분해나 열에 쉽게 파괴되지 않는 특징이 있다. 섭씨 100도의 열에 30분을 두어도 비스코톡신의 효과는 줄어들지 않는다. 비스코톡신은 화학적 구조의 모양이 뱀의 독, 특히 코브라의 독과 유사하다.

지금까지 연구한 결과 비스코톡신은 여섯 가지로 나뉘는데, A1, A2, A3, U-PS, 1-PS 그리고 B로 명명되었다. 이 중에서 A3와 1−PS가 효과가 가장 강하고, B는 다른 종류와는 달리 세포독성작용을 하지 않는다. 숙주가 각기 다른 미슬토들은 비스코톡신 함유 비율도 다르다. 이는 실험실 연구로 뚜렷하게 밝혀졌는데, 그것이 미슬토 추출물의 작용에 어떠한 결과를 가져다주는지는 아직 불확실하다.

비스코톡신은 미슬토의 아주 어린잎과 어린 가지 그리고 꽃 달린 짧은 싹(열매 포함)에서, 즉 외부로 드러난 부분에서 추출된다. 뿌리 부분에는 비스코톡신이 들어 있지 않다. 비스코톡신은 6월과 7월에 가장 많이 함유되어 있으며, 9월의 열매 부분에는 들어 있지 않다. 이것은 곧 여름에 채취한 미슬토에 비스코톡신 함량이 가장 높은 반면 겨울에 채취한 것에는 그 함량이 상대적으로 낮다는 것을 의미한다.

따라서 비스코톡신의 함량은 렉틴의 함량에 정확히 반비례한다고 할 수 있다. 그렇기 때문에 미슬토를 어느 계절에 채취하는가, 여름에 채취한 것과 겨울에 채취한 것이 서로 섞여 있는가 하는 점이 문제가 된다.

괴사

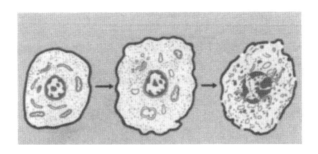

괴사는 세포가 상처 또는 화상 등의 외부영향으로 죽어가는 것을 말한다. 즉 세포가 파괴되고, 세포질이 외부로 유출되면서 염증반응이 일어나게 된다.

비스코톡신의 중요한 작용은 세포벽을 파괴함으로써 암세포를 해체한다는 점이다. 즉 비스코톡신은 세포분해작용을 한다. 그뿐 아니라 비스코톡신은 렉틴과 마찬가지로 면역체계를 촉진시킨다. 특히 세포독성작용을 하는 T세포와 과립백혈구의 활동을 증진해 이 세포들이 박테리아와 종양세포를 더 잘 포식하고 소화할 수 있게 한다. 그래서 미슬토 추출물을 종양 내와 종양주위에 주사하면 종양괴사(necrosis)가 일어나 세포독성작용을 나타낼 수 있다.

비스코톡신은 과립백혈구를 활성화하는 것으로 밝혀졌는데(독일의 과학자 슈타인(Stein)), 이런 기능은 렉틴과 비슷한 것이다. 아직까지 비스코톡신의 항암기능은 렉틴에 비하여 구체적인 연구가 부족한 편이다.

⚙ 쿠탄 펩타이드

쿠탄(Kuttan)을 처음으로 미슬토에서 분리한 곳은 인도의 아말라(Amala) 암 연구센터다. 그들은 쿠탄이 세포사멸작용에 관여하여 항암작용이 있고 활성적인 면역물질이라는 사실을 밝혀냈다.

쿠탄은 저분자로 비스코톡신과 비슷한 분자량을 가지고 있으며, 열에 강한 펩타이드로 비스코톡신과 비슷한 성질을 가지고 있다.

쿠탄은 국부에 투여해도 항암작용을 한다.

⚽ 다당류

미슬토 주사제의 다당류(Polysaccharide)는 NK세포를 활성화하여 인터루킨 분비를 증강시켜 LAK세포(NK세포에서 분화된 세포)의 활성도를 높인다. 또한 다당류는 렉틴과 공조작용을 하여 렉틴의 면역촉진작용을 현저하게 향상할 수 있다.

최근에 항암식품으로 많이 복용하는 AHCC(표고버섯 균사체에서 특정 성분만을 모은 것) 같은 버섯종류는 다당류를 많이 함유하고 있다. 그것에 비하여 미슬토 주사제의 다당류는 올리고당과 함께 다른 어떤 것보다 훨씬 더 항암효과가 있으며 면역학적으로 활성적이다.

다당류는 많은 학자가 오랫동안 연구해왔는데 최근 슈타인의 연구는 세밀한 정보를 준다. 미슬토 주사제의 다당류는 CD4분자량을 가진 T세포를 활성화하는 데 효과적이라는 것이다. 하지만 CD8분자량을 가진 T세포와 B세포에는 크게 반응하지 않았다. 무엇보다도 다당류는 감마인터페론 분비량을 대량으로 증가시켰으며 사이토카인 가운데 하나인 IL -6의 분비를 촉진했다.

■ CD4, CD8분자량

CD4분자량은 헬퍼 T세포가 해당되고 CD8분자량은 킬러 T세포, 써프레서 T세포가 해당된다. CD4는 항원을 인식할 때 MHCII에 결합하고, CD8은 MHCI에 결합한다. MHC(major histocompatibility complex)는 주요 조직적합성복합체라고 하여 조직의 세포 표면에 존재하는 독특한 항원을 말한다. 사람의 경우에는 HLA라고 하며 이것이 서로 다르면 이식이 불가능하다.

MHCI은 대부분의 조직세포에 존재하며 MHCII는 B세포, 대식세포, 수지상 세포 등 극히 일부분에만 존재한다. 미슬토 주사제의 다당류를 투여할 때 CD4를 활성화한다는 의미는 킬러 본능이 있는 세포보다는 헬퍼 T세포를 활성화한다는 뜻으로, 적의 인식기능을 특별히 증진한다는 것이다.

소포

미슬토 주사제 성분 중에 소포(vesicle)는 최근에 더욱 중요성이 강조되고 있다. 소포는 엽록체 막에서 분리된 막성분으로 헬퍼 T세포(CD4) 증식에 가장 강력한 효과를 발휘한다. 소포는 갈락토오스를 함유한 당지질성분을 가진 막으로 구성되어 있으며, 크기는 35~50nm 정도다.

소포의 주된 작용은 면역력 상승에 있다. 소포는 자체적으로는 암세포에 독성을 발휘하지 않지만 렉틴과 결합하면 시너지효과가 난다. 렉틴은 소포와 융합하면 떨어지지 않는다. 그래서 렉틴의 암세포에 대한 유착응집효과가 높아져 세포사멸이 쉬워진다.

소포가 다량 함유된 미슬토 주사제인 압노바비스쿰으로 동물실험을 한 결과가 있다. M제제를 암 근처에 반복해서 투여했을 때 큰 효과가 없었지만 Q제제를 종양 내에 직접 투여하면 암 크기가 줄어들었고, 유방암과 호흡기 종양의 경우에는 암이 퇴화된 경우도 있었다.

피부암에서는 잠깐 동안 암 억제 효과를 가져왔다. 실제로 육종과 유방암환자들에게 미슬토 주사 F제제를 직접 주입하여 종괴가 퇴화한 경우가 있다.

⊛ 알칼로이드

알칼로이드는 주로 식물에서 나타나는 질소원자를 함유한 물질이다. 알칼로이드를 함유한 물질 등은 오랫동안 사용해온 약물에 들어 있어(모르핀, 코페인, 코카인, 니코틴, 아트로핀 등) 알칼로이드는 전통적인 암치료에서 일익을 담당했다.

한국의 미슬토(Viscum album coloratum)에서 10가지의 다양한 알칼로이드가 추출되어 임상실험을 하고 있지만, 알칼로이드의 항암작용에 대해서는 구체적인 증거를 확보하지 못하고 있다.

158

⚽ 미슬토 주사제 성분이 서로 미치는 영향

지금까지 앞에서 언급한 여섯 가지 중요한 성분(미슬토 렉틴, 비스코톡신, 쿠탄 펩타이드, 다당류, 소포, 알칼로이드) 외에 미슬토 주사제는 수없이 많은 성분을 함유하고 있다. 피셔(Fischer)는 압노바비스쿰에서 렉틴, 비스코톡신, 소포 등 중요한 물질을 빼고 나머지 추출물로도 세포독성작용을 일으키는 것을 목격했다. 렉틴 없이도 세포사멸이 일어나는 것은 아직 연구하지 않은 물질도 세포사멸에 관여하고 있음을 말해준다.

비스코톡신은 과립백혈구의 식세포활동을 매우 효과적으로 상승시킨다. 그러나 다당류나 렉틴은 그렇지 않았다. 비스코톡신을 함유하지 않은 미슬토 추출물(헬릭소 P, M, A제제)은 과립백혈구를 의미

있게 활성화하지 못했다.

미슬토 주사요법은 서양의학에서처럼 미슬토의 단일 성분을 투여하는 것이 아니고 복합추출물을 투여한다는 데 의미가 있다.

식물요법의 대가인 바이스(R.F. Weiss)는 미슬토 연구에 대하여 이렇게 말했다.

"식물에서 추출한 물질은 한 개체의 성분이 아니라 일련의 다양한 성분에 의해서 그리고 오직 복합적으로 투여할 때 고유한 효과가 나타난다는 것을 알게 되었다."

오늘날 미슬토 주사제에 대한 의학적인 연구에서는 약의 효능을 알아보기 위해 개별적인 성분 연구에 집중하고 있다. 그러나 중요한 것은 개체 성분의 효과가 종합추출물의 효과를 전부 반영하지 못한다는 점이다.

미슬토 주사제가 종합추출물이기에 학문적인 방향에 특수한 면이 있고 방향 또한 다음과 같이 독특할 수밖에 없다는 것을 이해해야 한다.

① 미슬토 추출물에서 다양한 암치료를 위한 흥미로운 작용원리가 많이 증명되고 있다.

② 미슬토 주사제의 다양한 성분에는 항암 효과 면에서 중요한 속성이 있다. 따라서 계속 연구하면 더 많은 성분이 확인될 것이라고 가정할 수 있다.

③ 미슬토 주사제의 다양한 성분은 다양한 실험의 장에서 차이가 나는 항암 효과 원리를 보인다(미슬토 주사제의 종류가 너무 많기 때문에도 그렇다).

④ 다양한 성분이 병의 비중에 따라 다양한 환자들에게 작용하는 것 같다.

⑤ 미슬토 주사제 성분은 서로 작용을 변화시킬 수 없고, 시너지 효과로 또는 대립적으로 상호작용할 수 있을 뿐이다.

⑥ 전체 추출물의 작용은 개체 성분의 작용으로 환원될 수 없다(개별 성분으로 얻어낼 수 있는 효과가 한정되어 있다는 의미).

⑦ 미슬토 분석과 해명을 통하여 성분의 복합성과 생물학적 속성의 변화를 알 수 있다. 이러한 과정은 항암작용에 중요한 구실을 할 것이다.

이처럼 미슬토 주사제는 성분별로 연구가 계속되고 있지만, 여전히 미슬토 복합추출물을 투여할 때 가장 좋은 효과를 보인다는 것은 분명하다. 이 책을 읽고 이해하면서 미슬토 주사제의 기능이 생각보다 많은 것을 알게 될 것이다.

⚽ 그밖에 미슬토 주사제의 다양한 면역기능

① NK세포를 활성화한다.

② 수지상 세포를 자극하여 면역기능을 크게 활성화한다.

③ 대식세포 촉진요소가 다량으로 방출되어 쉬고 있던 대식세포가 활발하게 움직이게 된다.

④ 과립백혈구의 포식활동이 증가한다.

⑤ 백혈구의 세포독성이 증가한다. 그 결과 혈구가 이질 세포와 종양세포까지도 더욱 왕성하게 공격한다.

⑥ 베타 엔도르핀이 더욱 많이 분비된다. 이것은 고통을 줄여주는 아편과도 같은 물질이다. 이런 작용은 많은 암환자가 미슬토 주사치료를 받으면서 고통을 적게 느끼고 고통의 빈도가 줄어들게 한다.

⑦ 점막의 면역을 자극한다. 점막면역은 코의 점막이나 장의 점막에서 이루어진다. 미슬토 주사제 성분은 점막면역을 자극하여 면역기능을 활성화한다. 미슬토 주사제 투여기간에 감기 같은 호흡기 질환이 적게 발생하는 것도 이 때문이다.

part 06
미슬토 주사제의
독특한 기능

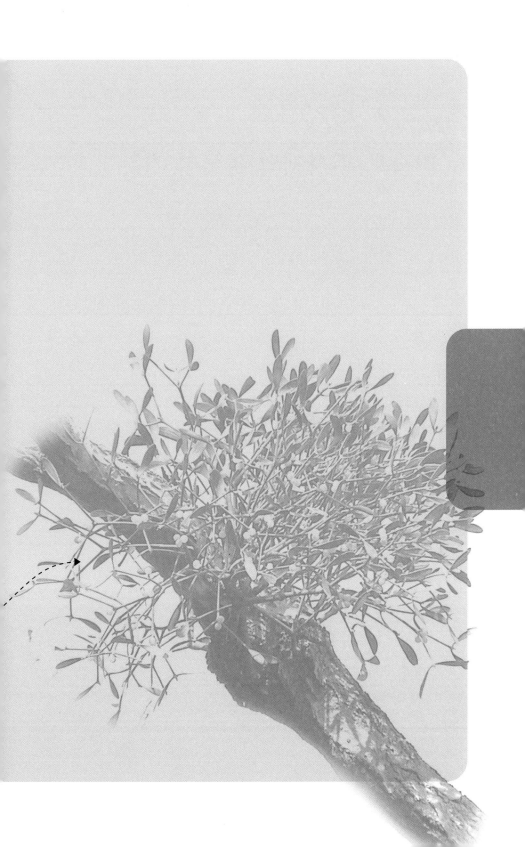

part 06
미슬토 주사제의 독특한 기능

매화꽃잎 떼어주듯
국화꽃잎 떼어주듯

당신의 찢겨진 마음 조각들이
함박꽃 눈송이되어 내려옵니다

가장 고요한 것으로
가장 부드러운 것으로
세상을 공평하게 덮습니다
- 한현수, 〈눈 오는 날의 성찬〉 -

⚘ 수지상 세포 자극

우리 몸에는 수지상 세포(dendritic cell)라고 하는 강력한 면역세포가 있다. 수지상 세포는 백혈구의 일종으로 대식세포보다도 훨씬 더 강력한 항원제시반응을 일으킨다. 수지상 세포는 긴 돌기가 있는 불가사리 모양을 하고 있고 체내의 모든 조직 속에 묻혀 있다.

수지상 세포는 특히 피하조직, 호흡기점막, 장점막에 존재하고 혈액에는 조금 들어 있다. 항원제시반응이 있어야 T세포가 적을 인식하는데, 수지상 세포는 T세포를 자극하는 능력이 뛰어나다. 따라서 항원제시세포에서는 최고 전문가라 할 수 있다.

수지상 세포 1개는 수천 개의 킬러T세포를 자극할 수 있을 정도다. 또한 수지상 세포는 T세포의 감독관 노릇을 한다. 흉선에서 T

세포가 충분히 훈련되었는지를 검열하여 능력 있는 T세포만을 전선에 보내고 그들에게 정보를 제공하는 것이다. 미슬토 주사제를 피하에 투여하면 수지상 세포를 자극한다. 수지상 세포의 항원제시반응을 일으켜 T세포를 자극하고 아울러 B세포를 활성화하게 만든다.

수지상 세포를 자극하는 방법에는 크게 두 가지가 있다. 하나는 수지상 세포를 배양하여 직접 주입하는 방법이고, 또 하나는 체내의 수지상 세포를 직접 자극하는 방법이다.

수지상 세포를 직접 주입하는 방법은 수지상 세포 면역요법이라고 한다. 수지상 세포는 혈액에 조금밖에 존재하지 않기 때문에 환자의 혈액을 채취하여 암 조직에서 분리한 암 특이항체를 같이 배양한 후 암환자의 혈관에 다시 투입하는 방법이다. 배양하여 얻은 많은 양의 수지상 세포를 환자에게 주입하여 면역증강효과를 보는 방법으로, 자가세포치료법인 셈이다.

이것은 아직도 시험 단계에 있다고 생각하면 된다. 필자도 몇 번 시술해본 경험이 있지만 아직까지 큰 효과를 보지는 못했다. 이 방법의 유효성 여부는 암세포의 특이한 항원에 민감한 수지상 세포를 대량으로 배양하는 기술에 달려 있다.

수지상 세포를 자극하는 또 하나의 방법은 미슬토 주사제 같은 물질을 피하에 주입하는 것이다. 피하에는 수지상 세포가 있는데 미슬토 주사제를 주입할 때 자극을 받는다. 자극받은 수지상 세포는 미슬토 주사제 성분 중에 렉틴을 항원제시하여 T세포를 자극하게 한다.

　T세포는 사이토카인을 방출하게 되고 인체의 모든 면역기능을 활성화한다. 미슬토 주사제를 근육주사보다 피하주사하면 더 좋은 이유 가운데 하나가 바로 수지상 세포를 자극하기 때문이다.

⊛ 신생혈관생성 억제

하버드 의대의 주다 포크만(Juda Folkman) 박사는 신생혈관
형성을 억제하는 물질로 안지오스타딘(Angiostatin)과 엔도스타딘
(Endostatin)이라는 두 가지 물질을 보고하여 세계적인 주목을 받았
다. 그는 이 물질들이 동물실험에서 암 성장을 강력하게 억제하는 효
과가 있다고 주장했다.

암세포가 자라기 위해서는 산소와 영양분을 공급하는 혈관이 형
성되는 것이 필수적이다. 암 크기가 커지려면 더 많은 혈관이 필요한
데, 이런 과정을 신생혈관생성(angiogenesis)이라고 한다. 즉 신생혈
관생성은 암의 성장과 전이에 필요한 새로운 혈관을 기존의 혈관에
서 형성하는 것이다. 거의 모든 종류의 암에서 성장과 전이는 신생혈

관생성과 관련이 있다.

암세포는 여러 가지 물질을 분비하여 신생혈관을 생성하는데, 그 대표적인 것들로 혈관내피성장인자(VEGF), 섬유모세포성장인자(FGH), 종양촉진인자(TGF-β)가 있다. 이 중에서 혈관내피성장인자는 가장 강력한 혈관형성성장인자로, 혈관내피세포의 증식과 이동을 일으키고 혈관투과성(vascular permeability)을 증진한다.

요즈음 암치료제의 화두는 신생혈관생성 억제물질을 찾아내는 것이라고 해도 지나친 말이 아닌데, 그것을 표적치료라고 한다. 표적치료는 KBS TV 〈생로병사의 비밀〉(암세포만 굶겨 죽인다−표적치료제)에 소개되어 많이 알려진 방법으로, 혈관생성을 차단하여 암세포를 굶겨 죽이는 것이다.

표적치료 같은 새로운 암치료는 '암과의 전쟁(Fighting against Cancer)에서 암과의 공존(Living with Cancer)'을 모색하는 것이다. 이렇듯 표적치료제는 암으로 고통받는 수많은 환자에게 새로운 의미의 암 완치를 가능하게 할 것이라고 기대되고 있다.

임상실험 결과 미슬토 주사제의 렉틴은 암의 혈관생성을 억제하는 것으로 밝혀졌다. 미슬토 주사제를 투여한 4일 뒤부터 신생혈관형성을 억제하는 효과가 있었다. 현재는 렉틴과 그밖에 잘 알려지지 않은 미슬토 주사제 성분이 어떤 경로를 거쳐 이런 작용을 일으키는지 구체적으로 확증된 것은 없다. 단지 미슬토 주사제의 항암효과와 항전이효과에는 항혈관유전적 요소에 의한 신생혈관생성억제가 관련되어 있을 것으로 생각한다. 오늘날 암치료에서 혈관유전자의 억제는 중요한 치료전략이다.

2006년에 한국생명공학연구원(임동수 박사팀)은 암세포의 증식과 전이를 촉진하는 UCP라는 유전자가 종양의 혈관생성과 관련이 있다는 것을 세계 최초로 밝혀냈다. 연구팀은 생쥐 종양모델을 이용해 간암, 대장암, 유방암의 발생과 관련 있는 UCP가 암 억제 단백질인 VHL의 분해를 유도해 암 조직 주변에 혈관을 만들어 암세포 증식에 반드시 필요한 산소와 영양분을 공급함으로써 암을 증식시킨다는 원리를 규명했다. UCP 유전자가 활동하면 암을 억제하는 단백질이 기능하지 못하는 것이다. 그러므로 혈관생성유전자의 하나인 UCP를 억제하면 암세포의 증식과 전이가 억제된다.

미슬토 주사제의 혈관유전자억제와 관련된 주장은 오래전부터 제기되어왔다. 아직은 미슬토가 UCP와 직접적인 관련이 있는지 알수 없으므로 이에 관한 지속적인 연구가 필요하다.

⚙ 엔도르핀 분비

미슬토 주사제를 투여하면 통증이 줄어들고 컨디션이 좋아지는 것을 느낀다. 그 이유는 엔도르핀 분비 때문으로 여긴다. 여기서 엔도르핀(endorphine)은 endo(내부)와 morphine(모르핀)의 합성어로, 몸 안에서 분비된 모르핀이라는 뜻이다.

모르핀은 강력한 진통제로 암환자들에게 진통 목적으로 많이 사용하는 약물이다.

미슬토 주사 후 모르핀의 혈액 내 증가는 T세포와 NK세포의 증가와 관련이 있다. 즉 면역세포들의 활성화 없이는 모르핀 분비를 기대하기 어렵다는 것이다. 그래서 신경내분비 기관과 면역기관은 밀접하게 관련되어 있다.

여러 연구 결과에서 신경내분비물질인 모르핀과 면역세포의 상
관관계가 아주 밀접하다는 것을 보여준다. 신경내분비물질의 대표
격인 엔도르핀은 통증조절과 무드조절에 관여하여 삶의 질을 높이
는 구실을 한다.

🪁 DNA 보호

미슬토 추출물의 흥미로운 점 가운데 하나는 DNA를 보호하는 기능이다. 기본적으로 모든 세포는 DNA가 고장 나면 DNA를 고치는 기능인 DNA수리체계(DNA-Repair system)를 갖추고 있다. 만일 DNA수리체계가 잘못되면 암 발생으로 이어진다.

대표적인 질환으로는 자외선을 많이 쬐어서 발생하는 피부암 (Xeroderma pigmentosum)이 있다. 즉 DNA수리능력은 암 발생 증가와 관련이 있고, 유전적 불안정성을 심화하는 문제를 일으킬 수 있다.

미슬토 주사치료가 떨어진 암환자의 DNA수리체계를 다시 개선할 수 있다는 연구는 스위스의 코박스(Kovacs, 바젤대학병원/루카스

병원)가 했다. 코박스는 악성 유방암환자에게 항암치료와 방사선치료를 했을 때 DNA 수리체계에 심각한 문제가 발생하는 것을 발견했는데, 이때 평균 수치가 정상인에 비해 16% 정도에 지나지 않았다. 그는 미슬토 주사를 매일 피하로 주입한 결과 주사하고 3일 뒤부터 DNA 수리체계의 수치가 증가하기 시작하더니 7~9일째부터는 처음에 비하여 2. 7배 증가했다고 보고했다.

미슬토 주사제가 DNA를 보호하는 기능이 있다는 것은 놀라운 일이 아닐 수 없다. 미슬토 주사제는 DNA 손상에 따른 암의 유전적 요인을 줄여 암 발생을 줄일 뿐만 아니라 암의 재발률을 줄이는 것이다. 아울러 미슬토 주사제는 건강한 면역세포의 DNA를 안정시킬 수 있다.

DNA 보호 기능에 대한 연구는 그밖의 여러 병원에서 실시했다. 그 결과 미슬토 주사를 투여함으로써 항암제와 방사선치료를 더 효과적으로 할 수 있다는 것이다. 미슬토 주사제는 이런 일련의 현대의학적인 치료로 손상된 DNA를 회복시켜주고 손상된 면역기능과 골수의 조혈기능을 회복시킨다는 점에서 좋은 치료보조제로 사용할 수 있다.

또 DNA 보호 기능은 암세포의 악성화 억제와 유전적 안정화를 가져와 암전이환자들을 몇 년 동안 안정된 상태로 유지시켜주는 효과를 발휘할 수 있다.

이러한 미슬토 주사제의 DNA 보호 원리가 정확하게 밝혀진 것은 없다. 미슬토 주사제의 한 성분에 따른 것인지 복합적인 작용에 따른 것인지 알려진 것은 없지만, 미슬토 주사제를 투여했을 때 DNA보호기능이 회복되는 것은 분명한 사실이다.

⚙️ 방사선치료와 항암제 사용 후 골수기능회복

미슬토 주사제는 DNA의 안정화와 DNA수리체계를 개선하는 데 효과가 있다. 이러한 효과 덕분에 항암제나 방사선치료 뒤 부작용으로 손상된 골수를 회복할 수 있다.

이러한 과정은 임상에서 흔히 경험할 수 있는 현상일 뿐 아니라 동물실험에서도 명확히 알 수 있다. 생쥐들에게 방사선을 일정량 투사한 뒤 미슬토 주사제를 투여하면 10일 후 방사선에 의해 떨어진 백혈구 수치가 회복되기 시작했고 체중감소가 멈추었다. 또 미슬토 주사제를 투여하면 항암제투여로 백혈구 수가 줄어드는 속도를 늦춰주었다. 미슬토 주사제를 투여하면 투여하지 않은 그룹에 비하여 생존기간이 60% 이상 연장되었다는 보고도 있다.

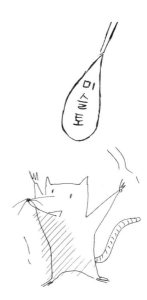

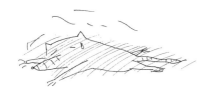

나에게도 미슬토가
있었으면 좋았을 텐데…

　미슬토 주사제 성분 중에서 다당류가 방사선치료에 따른 손상의
억제에 관여하는 것으로 알려졌다. 다당류는 방사선치료에 따른 피
해를 최대한 줄이고 생존기간을 연장한다. 다당류뿐 아니라 미슬토
렉틴도 조혈구생성에 긍정적인 효과가 있는 것으로 알려졌다.
　그렇다면 미슬토 주사치료는 항암제나 방사선치료의 항암효과에
어떤 영향을 줄까? 여러 연구결과와 경험에 따르면 미슬토 주사제는
항암제를 투여하거나 방사선치료를 한 후에 조혈기능의 회복을 촉
진할 뿐 아니라 항암효과를 강화한다.

part 07
미슬토 주사요법의 시기

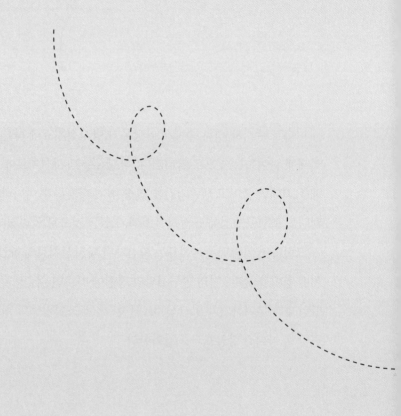

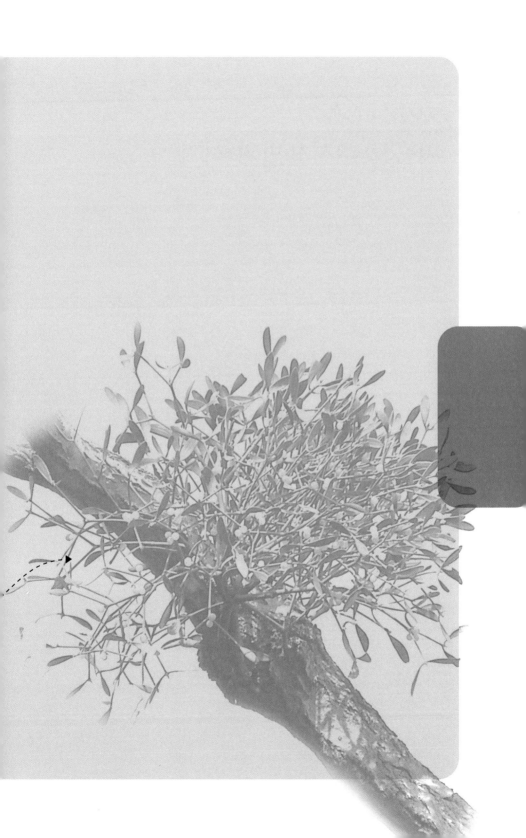

part 07
미슬토 주사요법의 시기

먹구름이 걷힌 뒤에는
반드시 푸른 하늘이 나오는 법이다
- 천양희, 〈시의 숲을 거닐다〉 -

⚙ 미슬토 주사요법은 언제 실시할까

미슬토 주사요법을 언제 실시하는 것이 좋은지 질문하는 분들이 많다. 항암제를 투여하면서 하는 것이 좋을까, 아니면 항암제 치료가 모두 끝난 뒤 하는 것이 효과적일까에 대한 궁금증이 있다. 하지만 이에 대해서는 너무 고심하지 않는 것이 좋을 듯하다.

본래 미슬토 주사제는 항암제를 대체하기 위해 만든 것이 아니다. 미슬토 주사제를 투여하기 때문에 항암제를 투여하지 않아도 되는 것이 아니며, 미슬토 주사제가 항암제의 효과를 완전히 대체해주는 것도 아니다. 단, 항암제와는 다르게 암환자들의 침체된 면역기능을 활성화하는 데 도움을 줄 수 있고 특별한 부작용이 없다.

더욱 중요한 점은 항암제 투여나 방사선치료를 방해하지 않는다는 것이다. 미슬토 주사치료는 빨리 할수록 좋다. 항암제 투여를 마친 뒤 미슬토 주사제를 투여하면 이미 몸이 다 망가진 상태이므로 비효율적이다.

미슬토 주사제의 세포독성(cytotoxic)은 미슬토 요법을 시작한 지 2개월 안에 가장 강하다. 2개월이 지난 뒤에는 세포독성보다는 면역 상승이 주된 작용을 한다.

그러므로 미슬토 주사제의 치료시작 시기를 언제로 잡느냐가 아주 중요하며, 초기 투여량을 어느 단위부터 하는 것이 가장 효과적인지를 전문가와 상담한 뒤 결정해야 한다.

⚽ 수술 전에 사용할까, 수술 후에 사용할까

수술 전에 미슬토 주사제를 투여하려면 수술하기 몇 주 전부터 미슬토 주사제를 투여하는 것이 좋다. 최소한 수술 1주일 전에는 치료를 중단해야 하며 수술 후 식사할 정도가 되고 정상적인 컨디션을 회복하면 다시 시작한다. 환자들은 대부분 수술 후 급격하게 면역 저하가 올 수 있다.

어떤 환자들은 수술 직후에 급속하게 암이 재발하거나 전이되는 경우가 있다. 이것은 수술이 잘못되었거나 수술적 조작에 의해서가 아니라 면역저하 때문에 발생한다. 따라서 수술 전후에 면역요법을 적절하게 시행하는 것이 좋다.

⚙ 어떤 경우 실시하는 게 효과적일까

화학요법과 방사선치료를 받는 중에도 미슬토 주사치료를 지속적으로 실시하기를 권한다. 화학요법과 방사선치료를 할 때는 부작용이 많이 발생한다. 심지어는 부작용 때문에 치료를 중단하는 경우도 있다.

미슬토 주사제는 항암제의 부작용을 최소한으로 줄여준다. 이러한 부작용을 줄이면서 면역기능을 회복하는 것이 암 치료에서는 무척 중요하다.

그러나 암을 치료하는 많은 의사가 환자들의 고통이나 항암제의 부작용 나아가 삶의 질에는 별 관심이 없고 환자들을 세심하게 배려하지 못하는 것 같아 무척 안타깝다.

항암제의 부작용을 최소화하는 방법에는 여러 가지가 있다. 항암제를 투여하기 7일 전부터 미슬토 주사액이나 티모신(thymosin, 흉선물질)을 매일 주사하고 항암제 투여가 끝나고 나서도 2회 연속 투여한다. 그러면 삶의 질을 높이면서 항암제의 부작용을 줄일 수 있다.

유방암은 수술 후 10년을 조심해야 한다

우리나라 유방암 발생층이 갈수록 젊어지고 있다. 서양에서는 노인들에게 많이 발생하지만 한국에서는 40대에 가장 많아 유방암 환자 가운데 41.6%가 40대다. 유방암은 완치율이 80% 정도 되어 대체로 잘 치료되는 편이지만 수술 후에 투병생활을 길게 해야 한다.

암은 대부분 5년이 지나면 완치판정을 내리지만 유방암은 10년이 지나야 조심스럽게 완치판정을 내린다.

쉬어가기

실제로 유방암 5년 생존율은 83.5%지만 10년 생존율은 76.6%로 떨어진다(삼성서울병원). 재발한 유방암 가운데 절반은 치료 후 5년 이내에, 나머지 50%는 5년이 지나서 발생한다. 그래서 유방암은 수술 후 10년 동안 재발 방지를 위한 관리가 꼭 필요하다. 재발 방지를 위한 치료를 병행하면 재발률은 절반으로 줄어든다.

유방암은 수술 후 1~3년에 가장 많이 재발한다. 유방암 재발을 방지하는 방법으로는 수술 후에 항암제 투여, 약물복용, 면역치료, 식이조절, 운동요법 등이 있다.

유방암 수술 후에는 항암제를 기피하지 말고 투여하는 것이 좋다. 그리고 장기적으로 재발을 방지하기 위해 에스트로겐 수용체가 양성인 경우에는 폐경 전에는 타목시펜을 5년간 복용하고, 폐경 후이면 아로마타제 억제제를 5년 이상 복용하는 것이 좋다.

미슬토 주사치료는 5년 이상 충분하게 투여해야 재발방지에 도움이 된다. 특히 유방암은 살이 찌지 않게 하는 것이 중요하기 때문에 당분이 많은 음식과 동물성 지방을 제한하는 것이 좋다. 운동은 걷는 것이 좋으며 하루에 한 시간 정도, 일주일에 네 번은 해야 한다.

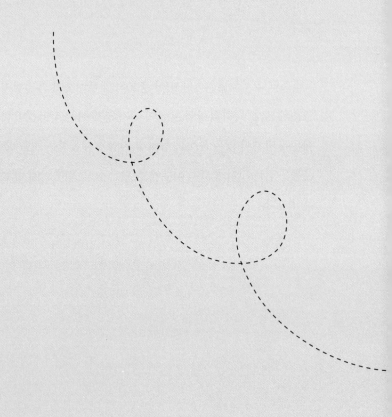

part 08
치료 후 일어나는 반응

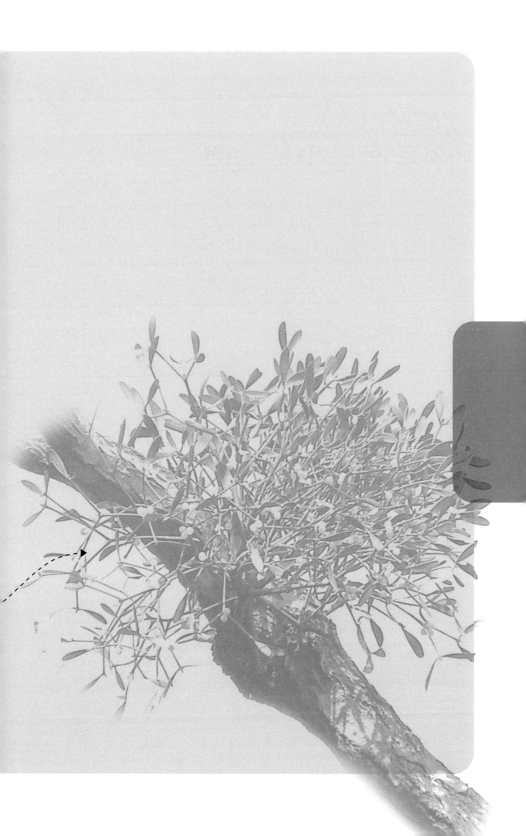

part 08
치료 후 일어나는 반응

꽃도 없는 깊은 나무에 푸른 이끼를 거쳐서, 옛 탑(塔) 위의 고요한
하늘을 스치는 알 수 없는 향기는 누구의 입김입니까.
근원은 알지도 못할 곳에서 나서 돌뿌리를 울리고
가늘게 흐르는 작은 시내는 굽이굽이 누구의 노래입니까.

- 한용운, 〈알 수 없어요〉 -

⚙️ 면역반응

미슬토 주사제를 투여하면 몸에서는 면역반응이 일어나기 시작한다. 특히 면역세포들 사이의 전달물질인 사이토카인이라는 면역체가 다량으로 분비되면서 증상이 나타난다. 그래서 통증이 감소하거나 식욕이 증진되거나 수면이 늘어나는 것과 같은 컨디션 회복현상이 일어나기도 하지만, 도리어 강한 면역반응으로 주사부위의 발적과 몸살증세 같은 증상이나 어지러움, 피로감, 설사, 두통 등이 발생할 수 있다.

이와 같이 과한 면역반응으로 컨디션이 저하되는 것을 명현반응이라고 하는데, 2주 이상 지속되는 경우는 많지 않고 시간이 지나면 적응하게 된다.

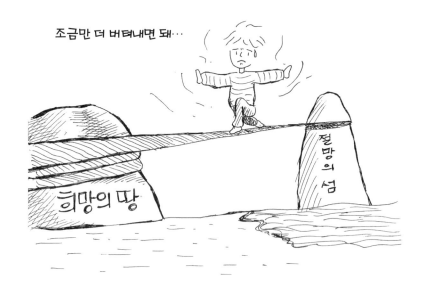

명현반응은 혈액 내에 면역물질이 분비되어 일어나는 반응으로, 해롭지는 않지만 증상이 심하면 투여 용량을 조절해야 한다. 이러한 명현반응을 잘못 이해하여 환자 스스로 치료를 조기에 중단하는 경우가 있다. 명현반응으로 투여 용량을 조절한 뒤에도 증상이 지속되면 무리하게 투여량을 늘리지 말고 환자 상태를 잘 관찰하면서 투여해야 한다.

미슬토 주사제를 사용한 뒤 아무런 느낌이 없다고 하기도 한다. 그러한 경우에는 투여량을 조기에 증량할 수 있다. 그리고 면역반응을 느끼지 못하더라도 염려할 필요가 없다. 감기치료도 개인마다 차이가 크듯이 반응이 전혀 없는 경우도 있다.

치료 초기에 고단위를 투여하면 고열과 함께 명현반응이 심하게 일어난다. 그래서 고단위요법을 할 때에는 경험이 많은 전문가와 충분히 상담해야 하고 세심한 관찰과 함께 시행되어야 한다. 때로는 포도당이나 하트만 같은 수액을 공급하면서 투여하며, 혈압이나 체온, 혈액의 변화를 관찰해야 한다.

✪ 국소 염증반응(발적)

미슬토 주사투여 방법은 특별한 경우를 제외하고는 피하주사를 원칙으로 한다. 피하는 면역반응을 일으키는 수지상 세포가 가장 많이 있는 곳이다. 항암면역성을 유도하기 위해 수지상 세포를 이용하여 사이토카인 유전자를 투여하는 방법이 개발되고 있다.

수지상 세포는 피하나 점막에 많이 분포되어 있다. 그래서 면역치료제는 근육보다 피하에 투여해야 수지상 세포를 자극하는 효과를 극대화할 수 있다.

미슬토 주사치료는 처음에는 소량으로 시작하여 치료효과를 관찰하면서 용량을 서서히 늘린다. 아울러 면역반응을 잘 관찰해야 한다. 면역반응 중에서 중요한 것이 주사부위의 발적(redness, swelling)을 보이는 것이다. 발적은 면역세포의 염증반응으로 나타난다.

미슬토 피하주사는 보통 복부나 둔부로 투여하는데, 발적이 일어나면 가려움증이나 가벼운 통증(따가움)이 동반될 수 있다. 통증은 대개 견뎌낼 수 있을 정도로 가벼운 것이다.

주사 후 발적이 형성되면 환자는 당황하게 되고 주사를 포기하기도 한다. 그래서 사전에 발적에 대해 충분히 알아야 한다. 발적은 중요한 면역반응의 하나로 세균에 의한 염증반응이 아니어서 시간이 가면서 해소된다.

주사단위가 고단위일수록 발적은 더 크게 일어난다. 발적이 일어나지 않으면 용량을 조기에 늘릴 수 있다. 발적에 대하여 환자가 충분히 이해하고 있으면 발적의 지름이 10cm 이상 되더라도 당황하지 않는다.

발적의 지름이 5cm가 넘지 않으면 투여 용량을 줄일 필요가 없지만 섣불리 늘려도 안 된다. 발적은 대부분 발생 2일 뒤인 다음 번 주사 때까지 가라앉는다.

발적이 있을 때 냉찜질을 하면 따가움과 가려움증이 줄어든다. 발적이 있다고 해서 주사를 갑자기 중단하거나 투여량을 스스로 조절하면 안 된다.

그래서 면역반응이 나타날 때 이것을 해석하고 이해시키는 데는 의사의 경험이 중요하게 작용한다. 환자가 면역반응을 이겨낼 수 있을 정도에서 최적의 효과를 유도해내는 것이 중요하다.

발적이 있으면 체온이 상승할 수 있으므로 체온변화를 체크한 뒤 일일이 기록하여 담당의사에게 보여주어야 한다.

⚽ 발열반응

발열증세는 체내에서 사이토카인이 방출되기 때문에 일어난다. 암환자들은 체온조절 기능이 문제가 되는 경우가 많기 때문에 적당한 발열을 유발한다면 좋은 컨디션을 유지할 수 있다. 환자들은 대부분 저체온증세로 몸이 오싹하는 기분을 느낀다. 이럴 경우에 미슬토 주사제는 몸을 따뜻하게 하여 기분을 좋게 할 수 있다.

미슬토 주사제로 발열이 유발되면 삶의 질이 향상될 뿐 아니라 면역세포의 식작용이 활발해지고 T임파구들의 활성도가 증가하게 된다. 때로는 환자에게 고단위의 미슬토 주사제를 투여하여 고열을 유발하는 경우도 있다.

대개 일주일 간격으로 한 번씩 고단위를 투여하며 2회 내지 3회 정도만 실시한다. 이것은 단시간 안에 미슬토 주사제의 세포독성을 최대한 강하게 하고 면역반응을 극대화할 필요가 있을 때 하는 방법이다.

그러나 발열이 지나치거나 오래 지속되면 세포의 산소소비량이 늘어나고 열량과 수분의 필요량이 많아지므로 수분을 충분히 섭취해야 하며 체중감소 같은 역반응이 올 수 있으므로 세심하게 관찰해야 한다.

발열반응은 미슬토 주사치료시 환자의 치료를 평가하는 지표가 되기도 하지만 세심한 관찰이 필요한 증상이다.

체온은 입 안이나 고막에서 측정한다. 가능한 한 해뜨기 전(아침 7시 이전)과 오후에는 3시에서 6시 사이에 30분 동안 휴식을 취한 다음 측정한다. 오후 측정시간은 하루 중에서 체온이 가장 높은 시기다.

이러한 방법으로 정상적인 사람의 체온을 측정하여 그래프를 그려보면 톱니바퀴 모양(섭씨 0.5 차이)을 그려내는데, 암환자들은 그렇지 않은 경우가 많다. 그래서 미슬토 주사제를 투여하여 톱니바퀴 형태의 체온표를 만들어내거나 기초체온을 올리게 된다.

미슬토 주사제를 투여하면 다음과 같은 세 가지 형태의 반응이 나타난다. 주사 후 체온 상승이 한 번만 나타나는 직접적인 반응(immediate reaction), 아침과 저녁의 체온이 최소한 0.5도 이상 차이가 관찰되는 율동적인 반응(rhythmic reaction), 치료기간에 평균 체온이 상승하는 지연성 반응(delayed reaction)인데, 세 가지 형태가 섞여서 나타나기도 한다.

　이러한 체온변화를 잘 살펴보아 미슬토 주사제 투여용량을 결정하게 된다. 그러나 종양 때문에 발생하는 종양성 발열이 있으면 체온반응을 근거로 용량을 결정할 수 없다.

　발열이 약간 일어나면 삶의 질이 개선되고 중성구의 식작용이 증가하여 T세포의 독성이 강해져서 면역반응이 활발해진다. 반면에 발열이 일어나면 산소소비량이 증가하여 열량과 수분의 소비량이 늘어나며 체중이 감소하기도 한다. 발열반응이 일어날 때는 이러한 부분을 고려하여 충분한 열량을 내는 음식을 섭취하고 수분을 공급해야 한다.

　미슬토 주사치료시 심한 면역반응과 갑작스러운 발열이 일어나면 환자들은 당황한다. 보통 체온이 38℃ 이상 올라가기 시작하면 환자들은 무력감, 권태감, 몸살기운을 느끼게 된다. 그러한 경우에는 일단 주사를 중단하고 의사와 상의해야 한다.

　보통 저용량에서 고열이 나는 경우는 거의 없기 때문에 열이 나는 원인이 따로 있는지 진찰해보아야 한다. 그래서 고열이 있을 때는 주사를 하지 않는다. 고열이 있으면 체온이 정상으로 떨어진 것을 확인한 다음 날부터 미슬토 주사투여를 다시 하면 된다.

part 09
미슬토 주사약제의 종류, 투여방법, 부적응증

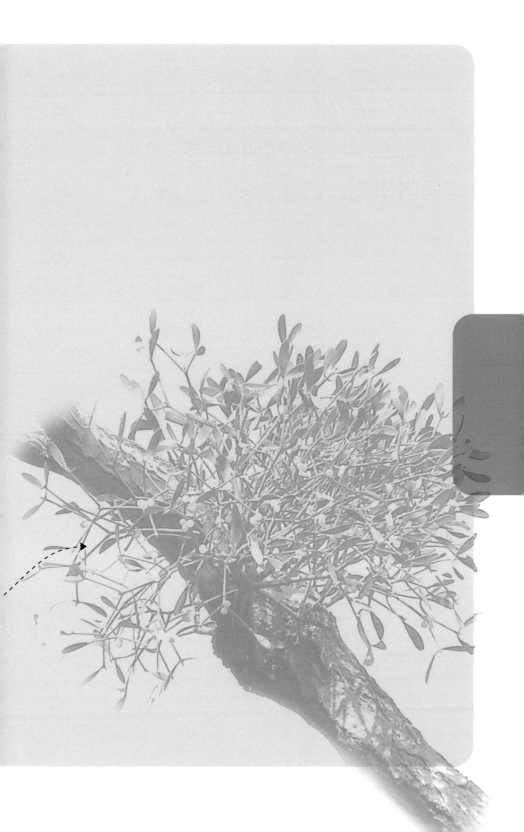

미슬토 주사약제의 종류,
투여방법, 부적응증

땅 끝에 바다가 닿았다고 두려워 말라
돌아서면 서 있는 곳이 시작이다
땅 끝에 길이 있으니

― 한현수, 〈땅 끝〉 ―

✿ 미슬토 주사약제의 종류

이제까지 개발된 미슬토 주사약제는 10여 가지가 넘지만 현재 우리나라에 수입되는 미슬토 주사제는 압노바비스쿰(Abnobaviscum)과 헬릭소(Helixor) 두 가지다.

두 가지 약제 모두 면역상승작용과 항암작용에서는 좋은 약물이지만 제조과정과 성분에 약간씩 차이가 있다.

각각의 장단점이 있으므로 약물을 선택할 때 잘 살펴봐야 한다.

■ 압노바비스쿰 주사액

압노바비스쿰은 미슬토 종(種 : species)인 Viscum album L.에서 추출, 제조되는 주사용액으로, 단풍나무, 편도나무, 자작나무, 서양산사나무, 서양물푸레나무, 사과나무, 떡갈나무, 전나무, 소나무 아홉 가지 숙주에서 만들어진다.

그러나 우리나라에 수입이 허가된 것은 압노바비스쿰 A(숙주목 : 전나무), M(숙주목 : 사과나무), F(숙주목 : 서양물푸레나무), Q(숙주목 : 떡갈나무) 네 종류다.

압노바비스쿰 A제제는 여러 종류의 암에 사용 가능하나, 유방암, 자궁암, 난소암 등 여성암에 M제제를 선택할 수 있다.

F제제는 모든 암에 가장 효과적이다. 압노바비스쿰 제제 중 항암작용과 면역조절작용을 나타내는 유효성분(렉틴, 비스코톡신 등)을 가장 많이 함유하고 있어 암의 재발과 전이시 효과적이며, 종양내주사(Intratumoral injection)나 흉막유출(Pleural effusion)치료에도 탁월한 효과를 나타낸다. 압노바비스쿰 Q제제는 위암, 간암, 대장암, 직장암, 식도암 등에 효과가 있다고 알려져 있다.

모든 압노바비스쿰 주사액은 겨우살이의 잎, 줄기, 열매를 특허공정에 따라 압축한 액즙이다. 여름과 겨울에 채취하며 압축 액즙은 숙주에 따라 구분되어 특정 실내 온도에서 특수 처리과정을 거쳐 서로 혼합된다.

미슬토 추출물에는 렉틴, 올리고당류와 다당류, 비스코톡신이 특히 풍부하게 들어 있다. 용량은 0.02mg, 0.2mg, 2mg, 20mg 네 가지로 구성되어 있다. 최소 용량과 최고 용량의 차이는 1,000배이다.

■ 헬릭소 주사액

헬릭소는 전나무, 사과나무, 소나무 세 숙주나무에서 만드는데, 우리나라에는 전나무와 사과나무 미슬토 주사제가 수입된다. 헬릭소를 제조하기 위해 겨우살이의 잎, 줄기, 열매를 숙주별로 구분해 여름과 겨울에 두 번 채취한다. 섭씨 14℃에서 20℃ 사이의 온도일 때 미슬토 구성물질이 용해되어 있는 액상 추출물을 얻게 된다.

특수 여과 처리공정에 따라 모든 헬릭소 제품은 주로 미슬토 렉틴III만을 함유하게 되고 렉틴I은 거의 지니지 않게 된다. 용량은 1mg, 5mg, 10mg, 20mg, 30mg, 50mg, 100mg 7가지로 구성되어 있어 세분화되어 있는 점이 장점이지만 최소 용량과 최고 용량의 차이가 100배로 주사제 투여의 폭이 좁은 게 단점이다.

✿ 미슬토 주사약제의 투여방법

암치료에서 미슬토는 주사로 투여할 때만 효과적인데, 렉틴이나 비스코톡신 같은 중요한 물질은 위산에 쉽게 분해되고 거대분자여서 장관으로 흡수되지 않기 때문이다. 먹는 미슬토가 있지만 효과는 검증되지 않았다.

미슬토 렉틴과 비스코톡신은 항원성이 있다. 그러므로 항원–항체 복합체를 형성하여 식(食)작용에 따라 제거 · 처리된다. 즉 미슬토가 들어가면 미슬토에 대한 항체를 형성해야 한다. 미슬토를 섭취할 때 이런 일련의 과정을 증명할 만한 근거가 없기 때문에 주사가 가장 확실한 방법이다.

미슬토를 인체에 투여하는 방법에는 주사부위에 따라 피하 또는 근육내투여, 종양내투여, 정맥주사, 악성삼출내투여가 있다. 용량에 따라 투여하는 방법으로는 소량에서 시작하여 점차 용량을 올려서 투입하는 표준요법과 처음에 많은 양을 일시에 투여하는 고단위요법이 있다.

■ 피하주사가 표준요법

가장 많이 하고 안전한 방법이다. 근육 내에 주사할 수도 있지만 피하주사가 효과가 좋다. 주사부위는 복부나 둔부를 선택하며 좌우로 교대하여 주사한다. 표준요법은 소량의 미슬토를 투입하여 용량을 점차 올려가는 방법이다. 환자 상태에 따라 올려가는 방법이 다를 수 있다.

보통 최소한 2~4주의 간격을 두고 약제에 대한 환자의 반응을 보아 의사가 다음 용량을 결정한다. 의사는 환자가 느끼는 것과 환자의 신체적 · 정신적 상태변화에 대해 환자와 상담하면서 치료과정을 면밀히 관리해야 한다. 질병의 진행 과정을 자세하게 기록해두면 도움이 된다.

주사요법이라고 해서 그리 염려할 것은 없다. 피하주사는 피하에 주사기를 조금 삽입하여 주입하는 방법으로 별 통증은 없다. 단, 주사 부위의 염증반응(발적)이 발생한 부위나 방사선치료 부위는 피해야 한다.

종양이 발생한 곳의 인접부위에 피하주사할 수 있지만 이런 방법이 복부나 둔부에 투여하는 방법보다 좋은 효과를 나타낸다는 근거는 없다. 동일한 곳에 반복하여 주사하지 않는 것이 좋다. 같은 장소에 반복하여 주사하면 피부에 너무 심한 자극을 줄 수 있기 때문이다. 복부에 주사할 경우 주사할 부위를 배꼽을 중심으로 원을 그리며 선정할 수도 있다.

미슬토 투여에 대한 반응은 개별성이 많기 때문에 의사는 잘 관찰해야 한다. 만일 저용량에서 환자의 반응이 강하게 나타나면 저용량 투여를 상당기간 지속할 수 있다. 그리고 점차 용량을 늘려서 고용량 단계에 이르면 그 상태를 지속적으로 유지하여 투여한다.

면역기능검사(NK세포 활성도)를 시행하면서 주사용량을 조절할 수 있다. NK세포 활성도가 높은 경우 저용량을 오래 유지할 수 있다.

■ 고단위요법 피하주사

처음부터 고단위 용량을 투여할 수 있다. 일시에 고단위를 투여하면 면역반응이 급상승해서 심한 고열이 동반되고 무기력감, 몸살증세 등이 나타난다. 보통 고열이 24시간에서 48시간 동안 지속될 수 있다. 열이 가라앉기 시작하면서 통증이 줄어들고 입맛, 수면이 호전되는 등 일반적인 삶의 질이 향상된다.

고단위요법은 짧은 시간에 환자의 상태를 호전할 수 있는 방법이지만 위험성이 따른다. 심장질환이 있거나 급성염증질환, 중증환자, 노인, 심한 영양결핍이나 탈수증세가 있는 경우에는 실시하기 어렵다. 투여 방법은 일주일에 한 번씩 2회에서 3회 정도 시행할수 있다. 고단위요법이 끝나면 표준요법으로 바꾸어 저용량부터다시 진행한다.

그러나 고단위요법은 신중해야 하며 가능한 피하는 게 좋다. 저용량의 미슬토를 투여해도 정상수치 이상으로 상승하기 때문이다.

■ 종양내투여

종양내주사는 공격적인 항암치료 방법이다. 종양내투여를 해야한다면 될 수 있는 한 피하주사 이전에 실시한다. 미슬토 피하주사경험이 없는 경우에 더 효과적이다. 종양내주사는 고용량으로 하는것이 좋다. 피하주사를 하는 중에도 종양내주사가 효과적일 것으로판단되면 종양내투여도 할 수 있다.

고용량으로 투여하기 때문에 고열이 나며 전신적인 통증과 무력감이 발생할 수 있으나 이것은 치료과정의 하나로 크게 문제되지 않는다. 처음에 고용량을 투여하면 발적이 크게 일어날 수 있고 열이 동반될 수 있다.

대부분 2~3일이 지나면 열이 정상으로 떨어지고 발적이 회복되지만 심하면 해열제인 타이레놀을 복용할 수 있다. 그러나 발적과 열이 며칠 동안 지속되고 정상으로 회복되지 않으면 다음 투여를 연기해야 한다. 고용량 투여로 환자가 너무 힘들어 하면 피하주사로 저용량을 여러 번 투여한 뒤 종양내투여를 하면 쉽게 적응할 수 있다.

종양내투여 약물은 보통 서양물푸레나무(F제제)를 사용하며 고용량을 투여한다. 투여 용량은 대개 종양의 크기에 따라 선택한다. 보통 탁구공 크기에 20mg 투여를 원칙으로 하나 환자의 반응에 따라 양을 조절할 수 있다.

종양내투여는 일주일에 한 번 하는 것을 원칙으로 한다. 종양내투여는 6개월 이상 계속해야 하는데, 도중에 중단하면 종양이 커진 다음 다시 시작할 때 효과가 떨어지는 것을 관찰할 수 있었다. 처음으로 미슬토를 경험하면서 종양내주사를 할 경우 의사가 세밀하게 관찰해야 한다. 종양내투여시 가장 효과를 보는 경우에는 한 달 안에도 종양 크기가 급격하게 줄어든다. 종양내주사로 암 크기가 줄어들어 종양내주사가 어려우면 종양 주위에 피하주사할 수 있다.

독일 하벨회외병원의 마티스 박사는 위암이나 식도암환자에게 미슬토 주사제를 내시경을 통하여 직접 암종양 내에 투여하면 종양 크기가 줄어들고 부드러워진다고 했다. 그래서 식사를 하지 못하던 환자들이 식사할 정도로 좋아진다고 발표했다(KBS 1TV 9시 뉴스).

212

■ 정맥내주사

정맥내주사는 독일 같은 유럽에서 전이성 암환자에게 짧은 시간에 최대 효과를 얻기 위해 사용하기도 하지만 필자의 경험상 효과는 의문이다. 단, 정맥내주사는 주의 깊게 사용해야 한다. 한 번에 수백 mg을 투여할 수 있지만 약물의 독성작용이 일어나는지 잘 관찰해야 하며 비용도 많이 든다.

■ 흉막강과 복강내투여

체강에 액체가 고여 있으면 미슬토 주사액을 체강에 주사할 수 있다. 예를 들면 폐암으로 늑막강 안에 체액이 고여 있거나 복강암으로 복수가 고여 있는 경우다. 이럴 때는 체내의 액체를 뽑아내는 천자법을 먼저 시행한다. 체액을 최대한 제거한 다음 그 공간에 미슬토 주사액을 주입한다. 이렇게 하면 고여 있는 체액 내의 암세포가 현저하게 줄어드는 경우가 종종 있다.

흉막에 체액이 고여 있을 때 미슬토 치료는 흉막을 유착시켜 체액이 더 고이지 않게 한다. 이런 치료는 흉막의 틈이 유착될 때까지 반복하여 시행할 수 있다. 항생물질이나 항암제로 흉막을 유착하는 일반적인 방식과는 달리 이런 방법으로 미슬토 주사액을 주입하면 통증을 거의 유발하지 않는다.

투여 방법은 악성삼출, 즉 늑막액 또는 복수가 있을 때 이것을 적절하게 제거한 다음 미슬토 주사액을 직접 주입한다. 흉막이나 복강 내에 직접 주입하려면 피하주사를 여러 번 시행한 뒤 하는 것이 좋다. 그렇게 하면 처음부터 많은 양을 주입해도 별다른 부작용이 없다. 시술 횟수는 일주일에 한 번이다. 치료기간은 삼출액이 완전히 제거될 때까지 계속한다.

늑막삼출시 흉막액을 제거한 뒤에 미슬토 주사액을 주입하면 흉막삼출액의 재발을 80%에서 막을 수 있다. 흡입액에서 관찰되는 주요한 변화는 종양세포의 수가 감소하는 것이며 임파구와 호산구의 증가도 관찰되었다.

복수가 있으면 복강내투여는 치료성과가 흉강내투여만큼 좋지 않다. 그러나 복강 내에 미슬토 주사액을 투여한 뒤에는 복수가 차는 속도가 늦추어지는 효과를 기대할 수 있다.

■ 피하주사의 3대 과민반응

❶ 38℃ 이상의 체온증가
일반적으로 피하주사를 실시했을 때 38℃ 이상의 열이 동반되면 주사를 중단하는 것이 좋다. 열이 정상화되면 재개해야 하며 주사를

중단했는데도 열이 떨어지지 않으면 열을 유발하는 다른 원인이 있는지 검사해야 한다.

❷ 심한 피로감이나 무력감

이러한 증세는 주사투여 후 다량의 면역물질이 분비되어 나타나는 현상이다. 그러나 너무 심하면 용량을 줄여서 적응하게 해야 한다. 대개 2주일이 지나면 서서히 적응하게 되어 용량을 늘려나갈 수 있다.

❸ 지름 5cm 이상의 발적

통증이 없고 불편하지 않으면 발적의 지름이 10cm가 넘더라도 계속 투여한다. 대개 가려움증이 동반되는 발적을 당황스럽게 여길 수 있으므로 항상 주사 투여 전에 충분히 교육하고 이해시켜야 한다. 발적은 대부분 이틀이 지나면 가라앉는다. 발적 때문에 심하게 불편할 때는 냉찜질을 하면 도움이 된다.

세 가지 과민반응이 나타나면 일단 담당의사와 상의하는 것이 좋다. 스스로 투여를 중단하거나 용량을 조절하지 말고 의사의 지시를 따르는 것이 중요하다.

⚙️ 미슬토 주사약제의 부적응증

❶ 급성 염증성 질환이 있는 환자나 고열(체온 38℃) 환자

이런 경우에는 일단 미슬토 주사제 투여를 중단해야 한다. 열을 유발하는 원인을 완벽하게 해결한 뒤 치료를 재개해야 한다.

❷ 장기이식이나 골수이식을 받은 환자

면역기능이 상승되어 이식한 부위의 거부반응이 나타날 수 있으므로 미슬토 주사제 투여를 절대 금해야 한다.

❸ 뇌종양이나 척수암 환자

아직 확실한 부적응증이 보고된 바는 없지만 사용시 주의해야 한

216

다. 두통과 같은 뇌압 상승의 증상이 있는지 살펴보아야 한다. 특히 뇌부종 치료제(스테로이드)를 사용하는 경우에는 조심해야 한다.

❹ 알레르기와 천식 환자

미슬토 주사를 장기간 사용하는 경우 간혹 알레르기 증상이 발생하거나 악화되는 경우가 있다. 이런 경우에는 전문의와 상담해야 하며 약제를 바꾸거나 용량을 줄여서 투여할 수 있다.

❺ 폐결핵

함유성분의 개별적인 작용으로 염증이 일어날 수 있으므로 폐결핵이 동반된 암환자는 미슬토 주사제를 6개월 이상 사용하지 않는 것이 좋다.

❻ 임신 중인 환자

임신 중 미슬토 주사로 인한 부작용에 관해서는 의학적 분석이 부족하다. 그리고 실제로 임신부에게 투여한 경험이 별로 없으므로 가능한 한 투여하지 않는 것이 좋다.

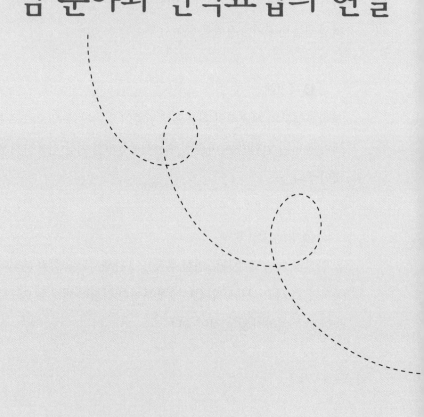

part 10
국내 보완대체의학의
암 분야와 면역요법의 현실

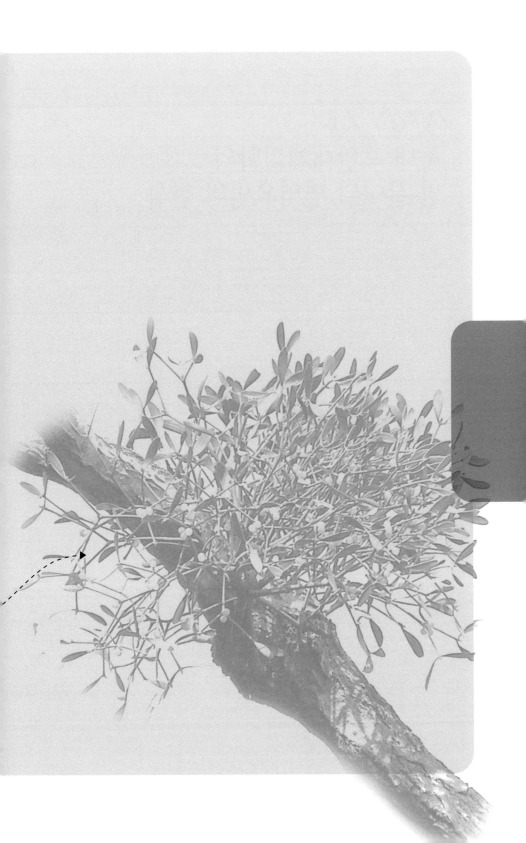

part 10

국내 보완대체의학의
암 분야와 면역요법의 현실

어디까지 방황하며 멀리 가려느냐?
보아라, 좋은 것은 여기 가까이 있다
행복을 잡는 방법을 알아두어라
행복이란 언제나 네 곁에 있다

- 괴테, 〈경고〉 -

⚙️ 암 분야의 보완대체의학과 면역요법의 현실

앞서 말했듯이 의학은 몇 가지에 불과하나 요법은 수만 가지에 달한다.

보완대체를 보는 시각에 따라 '의학' 으로 볼지 '요법' 으로 볼지는 쉽게 단언하기 힘들지만 여기서는 미국에서 사용하는 명명인 보완대체의학을 그대로 쓰겠다. 본인의 경험상 보완대체의학을 다루는 분들의 시각은 크게 세 가지로 나누어 볼 수 있다.

하나는 진실되게 암을 비롯한 현대의학 분야의 난치병, 불치병에 도전하여 환자를 돕기 위해 무언가 연구하겠다는 긍정적인 태도를 보이는 경우다. 이 경우는 경제적으로 매우 힘든 상황을 감내해야만 하며, 정말 양심적으로 그 분야에 올인하는 것이므로 향후 기대하는 바가 클 수도 있다. 이런 부류가 많을수록 보완대체의학도 발전할 수 있다고 생각한다.

또 하나는 보완대체의학 자체를 부정적인 시각으로 보고 이들의 무효성을 입증하는 경우다. 어떤 면에서는 이런 연구도 보완대체의학의 옥석을 가리기 위해 꼭 필요하다고 생각한다. 워낙 무분별하게 과대포장된 식품류(국내, 국외)와 요법이 많아 수많은 암환자와 가족이 막대한 피해를 보기 때문이다. 다만 더 발전적이고 건설적인 발상에서 연구한다면 바람직할 것이라고 생각한다.

마지막은 비록 드물기는 하지만 오직 비즈니스로만 다루고 이를 통해 이익을 추구하는 분야로 보는 시각이다. 이 경우 자칫 다루는 병원과 의료인에게 비난의 화살이 쏟아질지 모르므로 유의해야 한다. 비싼 건식류와 비용이 많이 드는 보조기기를 과도하게 권유해서 환자들에게 원성을 살 수 있다.

한 달에 수백만원 드는 요양 개념이라면 무언가 다시 생각해보아야 한다. 자연치유력을 높여서 치유를 하겠다는 자연치유의 개념은 꼭 비싼 자연제품을 먹는 것만이 아니라 생각과 사고의 전환, 생활습관의 전환도 무척 중요함을 깨달아야 한다.

국내 보완대체의학 암분야에서는 과거 면역요법을 제대로 연구하거나 검토하지 못했다. 암분야만큼은 공식적인 연구회도 거의 없었으며, 보완대체의학회 산하 분과에 암 분과가 있어도 별로 두드러진

활동이나 발전은 없었다. 다행히 지금은 의과대학의 70~80%에서 통합의학(보완대체 포함) 강의가 시작되었고 암보완대체의학회, 통합기능의학회 등 많은 곳에서 활발히 움직여 나름대로 보람을 느낀다. 그 외 동종요법, 향기요법(아로마테라피), 심신의학 등은 나름대로 연구회 등의 모임을 통해 발전되어왔다.

이토록 암분야 연구가 늦어진 이유는 다른 분야와 달리 암이라는 병은 생명의 위급성과 직결되고 연구에 필요한 자료 미비 등 여러 가지 어려움이 있고 또 경제성 등이 주요 원인이라고 생각한다. 게다가 패러다임의 곡해로 인해 대부분의 환우들이 진단과 치료를 현대의학 병원에서 시작하다보니 담당의의 병원 외 요법에 대한 싸늘한 시선을 임상현장에서 지금도 종종 볼 수 있다. 무얼 하더라도 몰래 숨어서 해야만 하는 상황이 벌어지기도 한다.

물론 병원치료 중이라 다른 요법을 했을 때 생기는 문제(부작용, 상충작용, 화학반응 등)를 감안해 거의 아무것도 하지 말라는 것도 맞는 이야기다. 본인도 적극적으로 병원치료 중에는 가장 보편적으로 문제 안 되는 것 외에는 가급적 병원치료가 종료된 후 하라고 권한다.

특히 국내 보완대체의학 암분야 논문은 너무 적어서 자료로 활용하고 연구하기에 힘든 면이 있다. 현대의학 분야이긴 해도 비타민 C 요법은 비타민연구회 등 여러 의료인이 계속 많이 연구하고 있으며 환자들을 위한 특강도 지속하고 있다.

암환우들은 거의 진단과 치료를 병원(현대의학)에서 시작하기에 진단시부터 한의학이나 보완대체의학을 찾는 분들은 거의 없다. 자연의학이나 자연치유란 표현은 자연치유력을 올려서 치료되고 치유까지 되는 개념으로 볼 때 한방이나 보완대체 분야 내에 포함되는 내용이라고 보면 좋을 듯하다.

보완대체의학을 찾는 암환우들은 진단시 어떤 이유(고령, 지병, 너무 진행된 병기 등)로 병원치료를 포기하거나, 아니면 병원치료를 하다 포기했거나 예후가 극히 안 좋다는 판단이 내려진 분들이다. 이미 병원에서 치료를 하다하다 마지막에 찾아온 이들을 역전시키기는 것은 낙타가 바늘구멍을 지나는 것처럼 어려운 일이다. 그만큼 몸이 이미 너무 많이 망가진 상황이기에 그렇다. 병원에서 불가능하다는 판정이 나온 암환자를 다른 분야에서 쉽게 뒤엎는 역전 상황을 만들기는 매우 힘들고 삶의 질, 삶의 양 호전에 타깃을 두기도 한다.

따라서 병원치료를 하더라도 늘 면역 등 자연치유력 분야에 관심을 가질 필요가 충분히 있다. 또한 병원치료를 포기할 때는 대안도 중요하나 무엇보다 어느 정도 병원밖 요법을 할 정도의 몸 상태가 되어 있어야 하며 또 그 시점이 포기를 해야 하는 적기(golden time)가 된다.

최소한 간, 신장 등이 버텨줘야 하고 걷거나 먹을 정도는 되어야 병원밖 요법이라도 할 수 있기에 호스피스 바로 전 단계나 호스피스 상황이라면 차라리 완화의학 케어로 가는 것이 좋다.

그래서 진단 즉시 생긴 암 없애는 작업과 자연치유력 높이는 작업을 슬기롭게 투자하고 현명하게 시행해야 한다는 것이다. 생긴 암만 잡아서 낫게 하자니 그간의 결과가 신통치 못하고 자연치유력을 통해서만 낫게 하자니 이를 믿을 만한 통계자료가 없다보니 그것도 힘들기에 결국은 양쪽의 장점만 따서 처음부터 잘 병행하자는 것이며 이것이 바로 '통합의학'의 기본 개념이 되기도 한다.

객관적인 자료도 그렇고 경험상 5년 생존율이 70%대에 달하는 현대의학 암치료 성과를 다른 의학 장르에서 객관적으로 창출해내는 것은 거의 기적에 가깝다. 비슷한 5년 생존율을 가지고 치료과정이 극히 편하고 쉽다면 병원치료를 외면하고 그 길을 가면 되지만 그런 방법은 아직 없고 제도상 자료가 나올 수도 없다. 암환우를 나누어 한쪽은 처음부터 병원치료만 하게 하고 한쪽은 병원밖 치료를 해야 하는데 누가 생명을 담보로 마루타 역할을 자원하겠는가?

보완대체 암분야의 연구는 엄청난 고통과 번민이 따라야 그나마 조그만 결과라도 나온다. 더구나 진단시부터 보완대체 분야에 몰입할 환우분도 없기에 논문 등의 자료도 적고 재현성, 통계성, 과학성, 합리성, 객관성에서 문제가 많으므로 이들의 발전을 위해 지금이라도 기관과 의료인이 많이 노력해야 한다. 보완대체의학 분야는 자연치유력 상승에 기울이는 요법이 많아 어찌 보면 한방이나 민속분야와 관계가 깊을 수도 있다.

이슈가 되었던 천지산(육산화비소)이나 김남수 씨나 장병두 옹의 요법도 연구대상에 포함해서 정말 유효성이 입증된다면 적극적 수용을 생각해보면 좋겠다. 장병두 옹의 경우 그분이 워낙 고령(92세)이고 전통적인 의술을 전수받은 분이기에 긍정적으로 검토해서(힘들면 한의학적인 면에서라도) 과학적 신뢰도가 있다면 잘 정리해 후대에 넘겨주어야 한다. 어느 판사가 제언한 대로 의료인이 못 고치는 병을 다른 분이 고칠 수 있다는 것이 자명하다면 과학적·학문적으로 연구하고 정립해서 활용하는 것이 국민을 위해 더 바람직하다고 본다.

암에 걸리면 그것도 병기가 3기 이후로 예후가 안 좋거나, 치료 불가나 포기 판단이 나오면 가뜩이나 얇은 귀에 "이것 좋다, 저것 좋다, 이것 먹어라, 저것 먹어라, 이것 먹으니 암이 낫더라, 저렇게 하니 괜찮아졌더라", "카더라~" 같은 말이 들리니 심약한 환자와 보호자로서는 유혹받을 수밖에 없다. 100명 중 1명이 나았다고 그걸 선전한다면 과연 의미가 있을까? 나머지 99명은 말할 수도 없는데……. 이는 통계적인 가치가 전혀 없는 것이다. 지금도 병원 포기, 난치암 환우를 10명 이상 낫게 하는 어떤 모종의 치료방법이 있다면 언제든 본인도 함께 연구하고 싶다.

병원밖 요법들은 거의 병원에서 내몰린 환우들의 주 이용대상이라 상황이 별로 안 좋은 환우들이 많기에 어떤 단일 요법으로 두 자릿수를 기록하기도 힘들고, 환우들도 이판사판이라 단일 요법에만 매달리지 않으니 설사 좋아져도 특이성과 인과관계 성립이 결여되기에 장점이 희석되게 된다. 복합 요법은 호전이 되어도 딱히 무엇으로 좋아진지를 확정하기가 참 힘들다.

민감도와 특이성, 감수성, 반응률, 유효율, 완치율, 5년 생존율 등에 대한 내용도 알아두면 좋다.

일례로 어떤 암 진단검사가 정상인 100명을 했더니 몇 명에서 양성(가짜 양성)이 나왔다든지, 환자 100명을 검사했더니 80명만 양성이 나왔다면 나머지 20명은 가짜 음성이 된다. 따라서 가짜 양성과 가짜 음성이 적을수록 그 검사는 정확도가 높은 검사가 되는 것이다.

항암제 반응률도 치료율로 오해하면 안 된다. 너무 통계에 매달리는 것도 안 좋지만 그렇다고 수많은 경험과 연구를 통해 나온 통계자료를 너무 무시하는 것도 안 좋다. 과도한 기대도, 과도한 폄하도 할 필요가 없다는 뜻이다. 분명히 투병 방향 설정에 참조 정도는 할 수 있다고 본다.

100명의 어떤 암 3기 환우가 병원에서 치료를 받았을 때 5년 생존할 확률(5년 생존율)이 70%라면 당연히 같은 암 3기 환우에게 병원 밖 요법을 했을 때 몇 %라는 자료가 있다면 참고할 가치가 충분히 있다. 같은 70%라면 환자가 투병하기 쉽고 좀 편한 병원밖 요법을 해도 된다(그러나 앞에서도 말했듯이 대다수 병원에서 진단, 치료를 하고 나중에 병원밖 요법을 찾기에 이런 보고는 기대하기 힘들다).

중요한 것은 환우에게는 0 아니면 100이라는 것이다. 70%에 들어가든지, 아님 30%에 들어갈지라는 것이다. 물론 확률상 70%에 더 들어갈 수는 있겠지만…….

⚙ 삶과 죽음은 시험할 수 없다

면역적인 관점에서 암 진단시 이미 저하된 환자의 암 면역 체계가 현대의학 3대 요법을 통해 더 붕괴될 수 있다는 것을 염두에 두고 적시에 면역요법을 병행한다면 더 좋은 효과를 기대할 수 있다.

즉 암의 종류, 병기와 환자상태를 잘 진단해서 현대의학과 그 이외 의학에 대한 정확한 시간 투자율을 정하면 좋다. 물론 환자의 병에 대한 현대의학적인 예후는 담당 의사와 자세히 이야기하거나 대학병원 사이트를 검색하면 거의 알게 된다.

우리나라 암환자의 특성은 이미 현대의학에서 해볼 것은 다 해보거나, 병원에서 포기하거나 치료불가 판정을 받은 뒤에야 비로소 이것저것에 눈을 돌린다는 것이다. 축구시합으로 비유하면 후반전 30

분경에 3 : 0으로 진 상황에서 보완대체의학을 찾아온다.

다시 말해 그 상황이 되면 면역체계는 이미 싸울 군인이 패잔병으로 비실비실하며 누워 있는 정도다. 사실 이 상태는 면역요법도 거의 의미가 없고 기적이나 바라는 안타까운 상황이며 솔직히 호스피스 대상자로 보아야 할 환자분도 많다.

또 국내 상황과 암치료 상황을 고려하여 대치한다, 바꿀 수 있다는 '대체'라는 말 대신 '보완'이라는 말을 사용하면 좋겠다. 사실 보완은 도와준다는 뜻이고 대체는 바꿀 수 있다는 뜻이 되다보니 모 아니면 도라고 병원치료에 버금가는 어떤 다른 방법이 대체의학으로 오해할 수 있다. 대안학교의 대안이란 단어의 영문과 같다.

이미 이곳저곳에서 대체라는 말이 남용되는데 과연 암치료에서 대체라는 말을 어느 시점에 써야 할까? 물론 서구에서는 명칭이 보완대체의학(Complementary Alternative Medicine, CAM)이라고 되어 있기에 학문적으로는 이 표현을 써야 한다. 아름다운 죽음을 위한 호스피스 분야는 암치료는 안하며 현대의학으로는 진통제 정도가 주된 약이며 웰다잉을 준비하는 곳이다.

아무튼 한참 투병 중인 환자가 가장 잘 알려진 길인 현대의학을 등한시하고 또 충분히 할 수 있는데도 군이 대체할 방법을 찾는 것은 결코 바람직한 일이 아니다.

솔직히 1996년부터 보완의학 암분야를 걸어오면서 현대의학에서 포기한 암환자가 무엇을 먹고 암이 나았다는 보고가 의미 있는 것으로 검토된 경우는 거의 없다.

다시 말해 몇 년에서 몇십 년 동안의 결정체인 암 덩어리가 무엇을 먹고 어찌했더니 몇 개월 안에 사라졌다는 기적의 제제는 없다고 본다. 혹 있다고 해도 통계적이거나 재현성이 거의 없는 경우이므로 이른바 기적(Miracle), 마법(Magic)은 없다는 것이다. 어쩌다 기적적으로 나은 분은 진짜 어쩌다 나은 것이므로 통념화시킬 수도 없기에 재현성이 매우 중요하게 된다. 또 산에 가서 이렇게 살았더니 암이 없어졌다는 것도 사례로써는 충분히 공감을 하지만 재현성에 문제가 많다. 즉 같은 병기의 같은 암종 환우가 수십, 수백 명이 그 산에 가서 똑같이 생활해야 하는데 이를 시행할 수도 없으며 특히 정신력, 영적인 부분은 어떻게 평가하기도 실제적으로 매우 힘들다.

특히 국내 보완대체의학 암분야의 현실을 보면 아무래도 걸음마 단계이므로 생물학적 반응 조절물질(BRM)을 선택할 때는 공인된 의약품 위주, 논문 등의 자료를 보고 엄선해야 한다. 수백 가지 이상의 암 보조식품은 말 그대로 보조 구실을 하는 것으로 생각하고 이용해야지 암치료용으로 오해하면 큰 실망이 따르게 된다. 암이 치료된다는 것과 암치료에 도움이 된다는 것은 하나는 치료제요, 하나는 보조제임을 명심해야 한다.

발암요인은 30가지가 넘는데 이것저것이 중복되기도 한다. 꼭 이것 때문에 암에 걸렸다고 확인할 수 있는 경우는 극히 드물다. 식이요법도 중요한 한 부분을 차지한다.

그러나 암환자는 무조건 발암식품만 먹고 암환자가 아닌 사람은 무조건 항암식품만 먹은 것은 아니다. 발암식품과 항암식품은 어원이 다를 뿐이다. 발암요인에서는 음식이 30% 정도 차지하나 암치료 면에서는 30%를 차지할 수 없다. 그러므로 보완의학 분야의 암치료는 여러 모로 다양하게 접근할 필요가 있다. 그래서 암치료에는 왕도가 없다고 한다.

지금도 어느 한 가지 의학만으로 자신 있게 암을 정복할 수 있다고 생각하지 않는다. 그래서 환자중심의 의학으로 가야 한다. 모든 의학은 환자를 위해 존재한다. 의료인의 권위는 마땅히 존중되고 인정되어야 하지만 권위주의는 이미 사라지고 있다.

현대의학만으로 암이 정복되면 금상첨화인데 아직은 그렇지 못하다. 암환자의 암치료에 대한 체감온도는 아직 영하다. 그리고 돌아가신 수많은 분들은 말이 없다. 그저 나은 분들이 이래서 나았다, 저래서 나았다 할 뿐이다.

이런 면에서 대한의사협회에서 보완요법전문위원회를 설치한 것은 참으로 다행이라고 생각한다. 치료 결과나 도움 주는 요소가 없는 것은 없다고 하고, 있으면 있다고 알려주어 국민, 특히 고통받고 있는 암환우와 가족에게 도움을 주어야 한다. 그것이 어느 의학 장르이든 간에 말이다.

암환자는 봉이 아니다. 몸도 아픈데 사회적으로, 대인적으로, 경제적으로, 정신적으로, 영적으로 고통받고 있는 우리 이웃이다. 앞으로 3명당 1명이 암으로 사망하는 시대가 도래하면 3인 가족 가운데 1명은 암으로 죽는다는 가공할 난제가 되어버린다. 의료기술도 나날이 발달하지만 암세포 역시 진화와 내성을 거듭하므로 인류의 암과의 전쟁은 쉽게 끝나긴 어렵다고 생각된다.

현재 암환자 100명 가운데 40명 전후 정도가 현대의학으로 완치된다고 보고 나머지 50~60명은 지금도 투병하느라 애쓴다고 보아야 한다. 오죽하면 오래 사는 것은 둘째치고라도 사람답게 웃으면서 몇 개월 살고 싶다고 할까?

또 웰빙만큼 웰다잉(Well Dying)도 중요하다. 삶의 질도 중요하나 죽음의 질도 못지않게 중요하다. 그래서 호스피스가 매우 중요한 일을 하는 것이다.

우스운 표현이지만 요즘 9988234라는 말이 있다. 99세까지 팔팔하게 살다가 2~3일만 골골하다 가는 것, 99세까지 팔팔하게 20~30대처럼 살다 가는 것이 가장 건강한 삶이라는 것이다.

몸을 다루는 의학에는 여러 장르가 있는데, 내 의학이 아니라고 폄하할 것이 아니라 다른 의학도 수용하는 패러다임이 필요하다. 제도권인 현대의학, 한의학 그리고 여기에 각종 보완대체, 민속요법이 모두 힘을 합치면 암치료율이 더 높아질 수 있지 않을까? 어찌 보면 서양에서는 동방의학을 대체의학이라고 하듯이 동방에서는 서양의학을 대체의학으로 볼 수도 있다.

현대에 들어서는 과연 의학이 몇 퍼센트나 치료할 수 있는지를 생각하게 된다. 고혈압, 당뇨병처럼 관리하는 정도로 만족하는 병도 많지 않은가? 아직도 많은 분이 여름만 되면 무좀 때문에 발을 긁고 있지 않은가?

다시 말해 고칠 병보다 고질병이 늘어간다. 생활습관병, 성인병, 현대병 등이 급증하고, 암도 바이러스, 대사, 식이, 면역, 기생충, 방사선, 스트레스, 잘못된 생활습관 등 수많은 원인에 몸이 노출된 결과다. 암과의 전쟁, 마약과의 전쟁, 음란과의 전쟁, 에이즈와의 전쟁, 환경오염과의 전쟁 등 탱크 · 총 · 폭격기 · 미사일을 사용할 수 없는 국경 없는 전쟁에서 우리는 아직도 승리를 선언할 수 없다. 자연재해도 그렇다.

초강대국 미국에서 태풍 한 방에 뉴올리언스가 날아갔다. 조류독감, 광우병에 전 세계가 경악하고 있다. 암을 치료하는 데 1톤의 에너지가 필요하다면 예방하는 데는 몇 그램의 에너지만 있으면 된다. 따라서 조기진단도 2~3mm 단위까지 쉽게 잘 진단되거나 3b 이후 명확한 치료법이 나올 때까지는 진단 즉시부터 통합의학적인 치료만이 그래도 포기, 난치암을 줄일 수 있다고 본다. 물론 암은 안 걸리는 것이 최선이므로 누구 말대로 암 안 걸리는 방법은 '암 걸리기 전에 죽으면 된다'는 것도 이해가 된다.

결국 암을 치료하려면 우선순위로 최첨단 의학인 현대의학의 좋은 점을 수용하면서 암을 만든 사람에게 물, 공기, 음식(식사요법이나 식이요법), 산소, 햇볕, 운동, 온열, 제독과 청혈, 휴식, 면역보조제

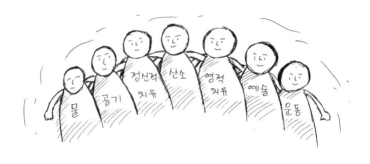

면역상승연대모임

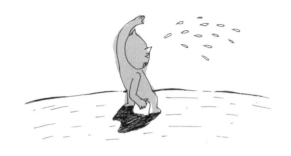

또는 면역강화제, 예술, 정신적 치유(마음의 해독), 영적 치유(신앙) 등 다양한 통로로 접근해야 한다. 이들이 모두 면역은 물론 자연치유력 증강에 기여함은 두말할 나위가 없다.

환자에게 득이 될 만한 모든 의학 장르를 대폭 통합적으로 수용하고 인간을 단순한 기계나 동물처럼 볼 것이 아니라 영과 정신과 육체의 합일체로 보고 전인적으로 접근해야 한다. 그래서 21세기는 통합의학, 전인의학 시대라 한다.

암치료도 혼자 하는 것이 아니라 의료인, 심리치료사, 예술치료사, 성직자 등 모든 셀파가 팀으로 달라붙어야 한다. 그래야 암이라는 거대하고 험준한 산을 정복하는 시간도 짧아지고 성공률도 높아진다.

암이란 산을 정복하는 것은 환우 자신이며 의료인은 이를 도와주는 서포터, 헬퍼, 셀파의 역할을 잘 감당하면 된다. 그리고 중요한 것은 암환우와 가족이 평생 암에 관한 교육만 받으면 무엇 하는가? 실제 실천에 옮기지 않으면 아무 의미가 없다. 지정의(知情意)가 그래서 매우 중요하다.

다음 part 11에는 여러 시민단체의 암환우들에게 드렸던 글 한 편을 소개하였다. 내용이 겹치면 겹치는 만큼 반복의 원리로 알고 머리와 가슴에 새기기 바란다.

part 11
의학의 장단점을
파악하자

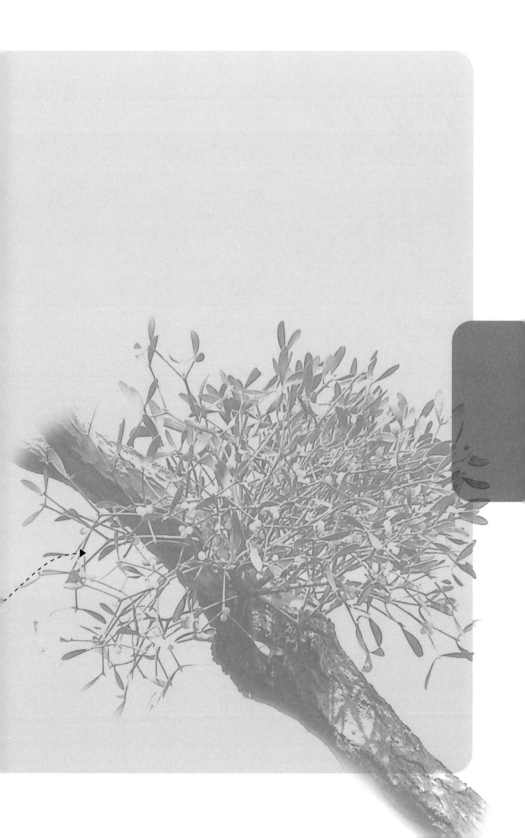

part 11
의학의 장단점을 파악하자

⚽ 본인 암철학(통합의학적 암치료와 전인건강)을 지향하고 열심히 강의, 홍보하는 이유

저는 개인적으로 환자중심의 '통합의학적 암치료와 전인건강' 을 암철학으로 적극 지향합니다. 즉, 환자의 몸은 물론 사회-환경적, 정신적, 영적 건강을 돌보는 전인건강과 환자에게 조금이라도 유익이 된다면 현대의학을 기반으로 하되 의학, 요법을 차별하지 않고 열린 마음으로 긍정적으로 검토하는 '통합의학' 입니다. 현대의학 치료율과 삶의 질 상승 그리고 부작용, 후유증 감소에 도움이 되는 보완요법 사용을 지지하며 또 현대의학의 도움을 거의 기대 못하는 경우를 위해 대치(=대체)할 방법도 연구하고 있습니다.

병원에서 잘 낫는 분들은 해당 병원과 담당 의료인을 적극 믿고 잘

치료받으시면 되는데 현대의학이 지닌 장점은 아직 다른 의학이나 요법이 추월하지는 못한다고 생각하기 때문입니다. 허나 반이 넘는 환우분들이 아직 암과의 전쟁에서 이기지 못하고 있습니다.

우선 제가 왜 보완대체 분야 암 연구를 시작했으며 통합의학과 전인치유를 지향한 경위를 적어드립니다.

■ 보완대체 암분야를 연구하게 된 경위

저는 병원에서 암치료가 비껴나거나 불가 내지 포기된 암환우를 돕기 위해 '보완대체' 암분야 연구를 숱한 어려움 속에서 1996년부터 계속 암치료 임상현장에서 외길로 달려왔습니다. 진심으로 한 분이라도 더 오래, 편하게 해드리고 싶었고 완치의 기적도 소망하면서 걸어왔습니다.

그 길은 왕따, 경제적인 어려움, 법적 제도적 어려움, 연구할 자료의 부재 등으로 엄청 힘겨운 길이었습니다. 제게 오시는 대부분 환우분들은 이미 국내 유명한 대형병원에서 치료가 힘들다 해서 내원하셨기에 저는 할 수 없이 병원 밖 암치료에 눈을 돌리다보니 '보완대체' 암분야를 연구할 수밖에 없었습니다.

일례로 유명한 S대병원에서 치료가 어렵다고 내원한 환우를 다른 대학이나 A병원, S병원 같은 유명병원으로 한번 바꿔보시라고 양심상 할 수 없었는데 그 이유는 첨단 대형병원의 수준은 별로 큰 차이가 없다고 보기 때문입니다. 다만 한 군데 더 메이저급 병원에서 진료를 받거나 통합의학에 마음이 열린 종양내과 선생님에게 상담하는 정도는 괜찮다고 봅니다.

십수 년간 제가 만나본 사람들은 암치료 한의사, 민간요법연구가, 기기 및 건강식품류 취급자, 각종 암 도사 등을 비롯해 150~200명에 달합니다만 실제 검토해보니 아주 극소수를 제외하곤 기대와 전혀 달라 실망감이 매우 컸습니다.

암, 그것도 병원치료에서 비껴난 암이 그렇게 호락호락하고 만만한 상대는 절대 아닙니다. 어느 누가 병원에서 힘든 그런 분들의 치료를 호언장담한다면 그간의 치료 결과(통계, 사례)부터 먼저 꼭 확인하고 과연 얼마나 암을 연구했고, 암환자를 얼마나 경험했고, 그들의 결과는 어떠했는지는 꼭 평가해야 할 것입니다. 좋은 씨는 일단 좋은 열매부터 확인하라는 의미입니다. 아무리 노하우나 기전이 좋아도 임상 결과가 우선적으로 증거가 되어야 합니다.

■ 통합의학을 지향하게 된 경위

현대의학의 단점도 여러 가지 있지만 오히려 병원 외, 특히 보완대체 분야의 암치료는 단점과 위험성이 더 많았습니다. 더구나 '대체'

란 표현 때문에 할 수 있는 병원치료를 거부하여 후회하는 환자분들도 정말 많이 보았습니다.

우선 법적, 경제적인 문제는 차치하고 자료(통계, 경험, 합리, 과학성 등)가 희소하여 연구도 힘들었습니다. 치료 통계는 고사하고 나은 치료 사례라도 많으면(객관적 자료가 의학적으로 입증된 사례=의무기록 사본) 좋겠습니다.

그래서 암치료의 기본인 현대의학을 비롯해 모든 의학, 요법의 장점을 정선해 사용하는 '통합의학'을 지향하게 된 것입니다. '백묘흑묘'란 말처럼 고양이 색깔보다 실제 쥐를 잘 잡으면 되고, 낚싯대가 카본이든 대나무든 고기만 잘 잡히면 된다는 의미이나 꼭 객관적 자료가 기초가 됩니다. '증거중심의 의학'이 되지 않으면 국민들이 쉽게 믿을 수가 없기에 아직 현대의학이 암치료의 주류가 되는 것입니다.

물론 가장 치료에 믿음이 가도록 접근되는 것은 현대의학이지만 대부분 내원 환우가 병원치료에서 이미 벗어났다는 판단이 나온 분들이라 병원치료의 도움이 제한되고 거의 완화, 보조 수준이라 매우 안타까웠습니다.

견딜 시간이 짧아 우선 삶의 양도 늘려야 했고 삶의 질도 개선해드려야 하고 증상이 심해 대증적인 완화적 의료도 할 수 있다면 해야 하기에 지금도 본원 암센터 의료진들은 이런저런 문제 해결을 위해 고심하고 있습니다.

242

차라리 치료 초기부터 현대의학과 병용하여 암을 만든 사람 개선도 같이 병행했다면 하는 아쉬움이 매우 많았습니다. 그래서 진단시부터 통합의학의 암철학을 적용하기를 바라며 1년에 수십 회의 강의를 통해 알리고 있습니다. 10~20년간 암이 자라도록 조장하고 만든 사람의 체내, 체외 환경 개선은 투병 전체 기간에 걸쳐 기본사항입니다. 어차피 암치료는 환자중심의 상호보완적인 개념, 열린 패러다임, 증거중심, 전인의학, 통합의학으로 가야 합니다.

■ 전인치유(전인건강)을 강조하게 된 경위

어쨌든 환우와 가족들이 혼신을 다해 몸과 마음과 돈을 투자하고 또 모든 정열과 노력으로 갖가지 치료방법을 동원한 결과 만족스럽게 암이 호전되고 치료되었다면 그 이후 환자의 삶은 삶의 질, 가치, 보람, 의미, 기쁨 등이 당연히 암 걸리기 전이나 투병 중보다는 훨씬 더 나아져야 한다고 생각했으나 실제 대부분 환우들은 그렇지 못했습니다.

그 이유를 자세히 살펴보니 이미 환우분들은 암 발생 전이나 암 투병 중에 몸의 암과 더불어 많은 여러 가지 정신적, 영적, 사회-환경적인 문제가 심각하게 함께 내재되어 있음을 알게 되었습니다.

따라서 이에 대한 치유도 꼭 필요하기에 '전인치유(전인건강)' 분야를 지향하게 된 것 입니다. 한, 쓴뿌리, 증오, 원망, 절망, 열등감, 자포자기, 분노, 금전문제, 유산문제 등 많은 정신적인 상처들이 그들을 힘들게 하고 있었습니다. 몸의 암도 중요하나 영혼이나 마음의 암도 중요합니다.

성인의 경우 암에서 나아도 고작 10~20년 내지 기껏해야 몇십 년 더 사는 정도로 인생길이 짧은데, 그 귀중한 시간을 더 귀하고 의미 있게 지내야 하는데 오히려 슬픔, 긴장, 분노, 짜증스러워하고 맨날 재발, 전이 걱정 속에서 살아간다면 얼마나 억울합니까? 우리의 삶은 '얼마나 사는가?' 도 중요하나 그보다 '어떻게 사는가?' 가 더욱더 중요합니다. 즉 삶의 양도 중요하나 삶의 질이 더 중요하다는 의미입니다. 10년을 대소변받고 산다면, 끌탕을 하면서 한을 품고 산다면, 9년을 병원에 입원해 있다면 어느 누가 좋아할까요?

더구나 '죽음' 은 누구도 피할 수 없고 가는 순서도 정해진 바 없기에 오늘에 초점을 두고 최선의 의미를 가져야 합니다. 100년도 못 살고, 기껏 살아야 3만여 일 살기에 어찌 보면 나그네, 아침 안개, 수산시장 활어 같은 존재인지도 모릅니다(죽음의 5조건=무조건, 무순서, 무소유, 무경험, 무동반).

제가 보완대체 분야를 연구하지만 절대 현대의학을 폄하하지 않으며 지금도 적극 수용하고 있습니다. 아직 모든 암에 대해서는 현대의학의 도움(진단, 치료, 증상 등)이 꼭 필요하기 때문입니다.

이미 현대의학의 진행 암(3, 4기) 치료 결과가 아직 만족스럽지 못하다는 것은 주지의 사실입니다. 병원치료 과정도 힘들지만 만족치 못한 결과 및 각종 부작용, 후유증으로 고생하기도 합니다. 따라서 치료 부작용을 줄이고, 환자 자연치유력과 치료 유효율을 올리는데 도움(=보완)이 되거나 혹 치료 불가, 포기 등 힘든 상황에서 조금이라도 유익한 대체방법이 있다면 사용하고자 합니다.

병원밖 요법들은 오히려 객관성, 통계 및 자료, 과학성, 경험성 등에서 더 개선되어야 할 점이 많기에 국가적으로 많은 관심과 지원이 필요한 분야이기도 합니다만 아직은 그렇지 못합니다. 한글 표현대로라면 '보완'은 '도움'을 뜻하고 '대체'는 영문 해석상 '대안', '대치'를 의미합니다(CAM). 어원상 '대체'는 자칫 할 수 있는 현대의학을 안하고 대신할 수 있는 것으로 오해할 수도 있습니다. 10~20년에 걸쳐 생긴 진행암은 어떤 기적의 단일 제제, 방법으로 쉽게 낫는 병이 절대 아닙니다.

재차 부언하지만 저는 현대의학 반대론자도 아니며 더더욱 보완대체 일변도의 성향도 절대 아닙니다. 아직은 암치료율이 일반 국민의 기대에 못 미치므로 기존 자료가 풍부한 현대의학을 기본으로 하되 환자에게 유익이 된다면 무엇이든 적극 검토해서 필요시 이용하자는 것입니다(=통합의학).

저희 샘병원은 전문의 130여 명이 포진하고 1,000병상을 가진 큰 종합병원이며 특히 통합의학 암센터는 군포로 시설을 확충하고 종양내과 전문의 과장만도 여러 명이 계시고 연관된 진료진이 수십 명 있습니다.

저는 2016년 현재 그동안 약 2만 명 넘는 환우들을 상담했고 본원 특성상 거의 대형병원에서 치료가 힘든 4기 환우입니다. 극히 일부 환우들만 재발, 전이방지나 향후 치료방향 설정에 도움을 위해 내원 하십니다. 따라서 이미 국내 유수 대형병원에서 수술, 항암, 방사선 등 표준치료를 다 받은 경우가 태반입니다. 그래서 완치는 고사하고 조금이라도 더 편하게, 더 길게 사시는 것이 목표인 경우가 많습니다.

물론 완치의 기쁨이 있다면 금상첨화겠지요. 따라서 많이 망가진 환자 몸은 되도록 덜 망가뜨리면서 암을 축소시켜 삶의 양을 늘리고 환자 증상을 조금이라도 줄일 수 있거나 치료에 도움이 되는 방법을 외국의 유수 현대의학 병원을 통해 배워서 이용하고 있습니다(=특화 요법).

또 몸의 피해를 줄이면서 암을 억제할 수 있는 제제(한방 천지산 등) 도 사용하고 있습니다.

더불어 환자 몸(자연치유력) 개선을 위해 여타 보완대체, 한방, 기 타(자연요법 등)를 이용합니다. 또 가장 힘든 암종의 대표인 '췌장 암', '육종' 등도 가장 맞는 요법을 찾기 위해 동분서주하고 있습니 다. 비록 대형 암치료 병원보다 외형은 떨어질지 모르나 암치료 패러 다임만큼은 최고라고 자부합니다.

어쨌든 치료 첫 단추로 생긴 암 소멸 + 만든 사람 개선 = 즉 병행이 절대 필수라고 강조합니다. 병원에서 예후가 좋은 암은 생긴 암 소멸에 더 투자하나 100%는 없기에 자연치유력도 꼭 평가해야 하며 역으로 병원에서 예후가 저조한 암은 병원밖 방법에 더욱 관심을 꼭 가지셔야 합니다.

노후된 집에 생긴 벌레는 벌레를 잡는 것도 중요하나 노후된 집도 수리, 개선해야 함과 같습니다. 이미 10~20년 동안 암이 자라도록 체내, 체외환경을 제공한 당사자(환자)도 책임이 있기에 그렇습니다. 때문에 생긴 암 제거 노력은 물론 만든 사람의 개선도 치료에 필수조건이라는 뜻입니다.

즉 암치료는 현재 가장 과학적이고 근거중심인 현대의학을 절대 기본적으로 수렴하며 그 외 자신에게 유익하고 맞는 병원 외 여타 각종 의학, 요법은 적극 수용, 취합함으로 말미암아 여러분들이 부디 암과의 전쟁에서 우위를 점해서 좋은 결과가 나오길 기원드리며, 여러분들로 인해 주위의 고통과 눈물 속의 환우들이 힘과 용기를 얻기를 바랍니다.

비록 수많은 어려움과 난관이 있겠지만 인류 최고 문제 중 하나인 암이 정복될 때까지 여러분의 보다 나은 삶의 양과 질을 위해 또 평생 숙원인 병원 포기, 난치암의 희망을 찾아 여생을 바칠 것이며 말년은 그간의 결과물을 잘 종합, 요약한 후 이를 요양시설을 통해 환우들에게 실천하고자 합니다.

제가 1996년부터 임상 일선에서 암환자를 오직 보완의학적으로만 1만 명 이상 상담하며 느낀 점을 올려봅니다. 통계적인 이야기는 통계일 뿐이며 개인적으로만 본다면 0% 아니면 100%일 것입니다. 그러므로 참고만 하셨으면 합니다.

국내에서 1년에 발생하는 암환자는 23만 명이 넘고 사망자는 7만 명 이상입니다. 즉 7~8분에 1명씩 사망하며 2~3분에 1명씩 암환자가 새로 생깁니다. 이러다간 혹 사망자 중 반이 암이 될 수도 있다는 생각도 한편으로 가져봅니다.

현재 전체 암의 평균 5년 생존율은 70% 내외로 봅니다. 이는 암 등록환자를 대상으로 생존과 사망을 구분한 것이지 완치를 표하는 것은 아닙니다. 병원치료를 받고 더 이상 암이란 증거가 없는 상태로 5년 지나면 재발, 전이 가능성이 거의 없다고 보기에 병원에서 '완치'란 의학적 판정을 내리는 것입니다. 물론 암이라는 병은 5년 이후에도 안심할 수는 없습니다(특히 유방암 등). 그래서 끝까지 가야 하는 마라톤, 신앙생활 등과 암 투병은 엇비슷한 느낌을 많이 줍니다.

불행히도 우리나라는 미국 등과 달리 예쁜 암(?)보다는 미운 암(?)이 많아 차이가 있습니다. 예쁜 암이란 암치곤 그런대로 예후가 좋은 암으로 갑상선, 전립선암 등이 이에 속하는 대표적인 암입니다. 미운 암이란 진단 당시 대부분 전이되어 있거나 성장이 매우 빠른 동시에 침윤성이 강하고 공격적이어서 주로 2년 내에 결정이 나는 소위 악성도가 높은 암으로 폐암, 간암, 담도암, 담낭암, 췌장암 등이 여기에 속합니다.

미운 암과 이쁜 암의 예후가 다르듯이 병기상 1~2기의 5년 생존율은 환우분들과 가족에게 만족스러울지 모르나 3~4기 암, 특히 미운 암 3~4기의 예후는 아직 매우 열악합니다. 특히 3b 이후 암환자나, 전이나 재발된 암의 경우 치료율은 더욱 낮으며 암과 싸움에서 패한 경우가 훨씬 많다는 뜻입니다.

그럼 여기서 몇 가지 생각해볼 것이 있습니다.

■ 치료가 어렵다고 예견되는 반수 넘는 암환자는 어떤 치료의 길을 가야 할까?

이 중 특히 중요한 것은 이제 완화적인 의학만 해줄 수 있는 대상(이른바 호스피스 대상으로 웰다잉이 목적)을 제외한 방황하는 암환자의 웰빙에 대한 것이며 또 누가 이들을 도와주어야 하느냐는 것입니다.

이미 예후가 불확실한 이런 분들이 남은 시간을 과연 어떻게 어느 곳에 얼마만큼 투자해야 가장 효율적인지도 중요합니다. 더구나 모두 그런 것은 아니지만 객관적인 데이터도 없이 그저 암에 좋고 암이 나을 수 있다는 각종 요법과 제품과 제제가 이런 분들의 얇은 귀를 여러 가지 매체를 통하여 현혹하고 있습니다.

따라서 적극적으로 옥석을 가려주는 연구가 필요하다고 생각하며 이 작업을 수행하기 가장 좋은 분은 바로 현대의학을 전공한 의학자입니다. 이런 환자들은 어차피 다른 곳에 눈을 돌릴 수밖에 없고 병원 이외의 장소를 배회하거나 인터넷 검색에 시간을 보내며 좋다는 건강식품이나 암요법을 찾기 위해 외국으로까지 헤맬 수밖에 없습니다.

이미 현대의학에서 포기한 암환자들은 대개 두 가지를 안타깝게 찾습니다.

① 나와 같은 병이면서 병기가 나와 같거나 더 심한 분 가운데 과연 나은 분이 있는가?

② 현대의학에서 포기한 암환자를 정말 많이 살린 곳이 있는가? 있으면 어디인가?

사실 이 두 가지는 절망적인 환자와 가족에게 새로운 희망의 빛을 주지만 이를 찾기는 매우 힘들며 저 또한 이 때문에 지금껏 헤매는지도 모릅니다. 그래서 제가 이미 두 차례 공개적으로 나은 환자를 찾는다는 제안을 한 것입니다. 즉 어떤 방법이든지 현대의학을 포기한 분만을 두 자릿수 이상 살린 곳을 찾는다고 쓴 것입니다.

물론 제게 이렇게 질문하는 분도 있습니다. "꼭 암이 낫지 않아도 생존기간도 늘리고 삶의 질(수면, 식욕, 기분, 통증, 수행능력 등)이 향상된다면 되지 않습니까?" 맞습니다. 물론 이것이 목적이라면 환우와 가족이 비교적 만족하는 경우도 많긴 합니다.

그러나 실제 문제는 우리 주위에 이렇게 했더니, 저렇게 먹었더니 암이 없어졌다, 나았다는 솔깃한 정보(요법, 제제, 제품 등)가 너무 많다는 것입니다.

또 하나는 삶의 질과 양은 개인마다 다 다르고 주관적인 성향이 많으므로 자료화하기 힘들다는 것입니다. 정말 그런 기적의 꿈을 주는 무엇이 있다면 지구 어디든 달려가고 싶었습니다.

국내에는 암에 특효라는 제품과 요법이 왜 그리 많은지, 암치료가와 연구가가 왜 그렇게 많은지, 이름 모를 암 도사님은 또 왜 그리 많은지요? 게다가 암에 사용하는 제제나 제품에는 대부분 항암, 면역, 세포자살, 암치료제라는 단어를 즐겨 사용합니다.

그러나 거의 대부분 의학적인 통계는 찾을 수 없었고, 나았다는 사례도 실제 의학적 검증을 통해 정확히 확인하기 힘들었습니다. 즉 누가 봐도 분명히 이곳에서 이 방법으로 나았다는 뚜렷한 자료(의무기록 사본)가 있어야 하는데 이를 객관적으로 증명하기가 참으로 어려웠습니다.

병원치료를 중단했거나 포기했을 당시의 의학적 자료(영상, 혈액검사 등)와 특정 방법을 사용한 후의 의학적 자료만 있으면 웬만한 경우는 거의 판정이 그리 어렵지 않습니다. 저도 의료인인데 자료라도 보여주어야 믿든 말든 할 것 아닙니까?

반면 병원에서 암치료 포기 환우와 가족에게 무조건 다른 것은 아무것도 하지 말라고 하는 것도 전혀 설득력이 없고 강하게 반대하다 보면 나중에 원망 들을 각오도 해야 합니다. 이들이 무엇을 먹든, 하든 무조건 나무랄 수 없으며 오죽 마음이 급하고 답답하기에 그랬을까 싶어 그 심정을 이해해주어야 합니다.

따라서 현대의학의 도움에 한계를 느낀 분들의 암을 치료하기 위해 한방의학, 보완(대체), 민속분야에 대한 적극적인 검토를 중립적인 시각으로 해야 합니다.

물론 자료나 통계 등으로 따지면 현대의학 이외에 의학이 살아남을 길은 아직 없을 정도로 열악한 상황이므로 속히 제도권에서 인정할 수 있는 연구와 결과가 절대적으로 나와야 하며 여기에 힘을 합해드려야 한다고 생각합니다.

그래서 통계화가 중요한 것입니다. 어떤 암환자 몇 명에게 이러이러한 요법을 실시했더니 암은 어찌되고 면역은 어떻고 검사, 치료 결과나 5년 생존율은 이렇다는 자료가 매우 중요하며 이 점이 바로 보완대체 분야가 활성화되는 길이기도 합니다.

근거중심의 의학(Evidence Based Medicine, EBM)으로 접근하고 들어가야만 비로소 제도권과 같이 갈 수 있습니다.

■ 현대의학 치료율보다 낫다는 것을 증명한 현대의학 이외
   분야의 제제나 요법이 있는가?

현대의학은 다른 의학에 비해서 객관성, 합리성, 논문과 통계 등

의 자료, 재현성, 과학성, 경험성이 아직은 가장 탁월하고 우수합니다. 즉 현대의학이 산 정상으로 가는 지름길이라는 것은 누구도 부인하지 못합니다. 서울에서 부산까지는 걸어서도 갈 수 있고 승용차로도 갈 수 있습니다만 고속철도나 비행기로 가는 것이 훨씬 수월한 것과도 비교할 수 있습니다.

만약 길이 막히면 더불어 이곳저곳 가장 바람직한 길을 모색하면 됩니다. 추석 때 고속도로를 이용해서 고향집에 가다가 길이 너무 막히면 국도를 이용하는 경우도 있지 않습니까?

우선순위와 차선책을 잘 선택해야 합니다. 오랜 시간 축적된 경험과 연구에 따른 과학적인 분석을 무시하면 절대 안 됩니다. 암환자들은 자신에게 득이 될 수 있는 현대의학 암치료의 장점을 적극적으로 활용할 필요가 있습니다. 특히 암 세력을 일단 줄인다는 목적으로는 최상의 방법입니다. 더구나 치료방향이야 환우와 보호자의 선택을 존중한다고 해도 진단과 경과 관찰, 응급처치, 대증처치의 병원 장점은 꼭 이용해야 합니다.

따라서 충분히 현대의학을 이용할 수 있는데도 환자를 힘들게만 한다는 선입견으로 대체할 것을 찾는다거나 고의로 피하는 것은 마치 횡단보도를 마다하고 사고가 빈발하는 육교 밑으로 일부러 무단횡단하는 것과 같이 어리석습니다.

물론 횡단보도도 그 동네의 교통 혼잡도, 찻길상황에 따라 사고가 날 수 있으나 아무래도 육교 밑보다는 사고 날 확률이 적다고 생각합니다.

해일로 고립된 섬주민 100명을 구조하는 데 한 가지 방법은 그동안 최소한 40명을 구조했던 방법이고, 또 다른 방법은 몇 명이 구조되었다는 보고도 없다면 어느 방법을 선택하겠습니까?

히말라야산맥의 어떤 산을 정복하는데 A코스는 등반대의 40% 정도가 성공했고, B코스는 몇 명이 올라갔는지, 몇 명이 성공했는지를 모른다면 당연히 A코스를 택하겠지요.

물론 아직 결과가 미흡하고, 수십 년간 수술, 방사선, 화학요법으로 이어지는 현대의학도 부작용, 암치료율 등 문제점이 많은 것은 사실이나 이런 관점에서 본다면 현대의학 이외의 분야는 문제점이 더욱더 많다는 것을 인정할 수밖에 없습니다.

최근 수술도 몸의 기능과 형태가 과도하게 망가지는 것을 방지하면서 필요한 부위만 절개하는 기술이 발달했고, 항암제도 표적중심으로 암세포만 공격하는 항암제를 개발하기 위해 많은 의학자가 노력하고 있으며, 신생혈관억제물질도 속속 개발되고 있고 3세대의 면역항암제가 최근 이슈로 떠오르고 있습니다.

또한 방사선치료도 지난 10년 사이에 세기조절방사선치료, 정위적방사선수술을 비롯해 꿈의 방사선치료라는 양성자치료 등 많이 발전했습니다.

화학적 암예방이라는 항암면역식품 연구분야도 이미 관심을 끌고 있으며 현대의학적인 면역요법, 암백신, 유전자공학, 분자생물학도 하루가 다르게 발전하고 있습니다. 그밖에 암예방에 대한 관심이 부족하고 진행암의 성적이 저조하기에 조기진단으로 암치료율을 획기적으로 높이는 방법도 다각도로 연구되고 있습니다.

그러므로 아직 암치료의 중심은 현대의학으로 가야 한다고 생각합니다.

KBS TV 〈생로병사의 비밀〉 암과의 전쟁 '암 정복 희망메시지' 5부작을 보신 분은 아시겠지만 암치료율, 생존율, 삶의 질이 높아질 수 있는 첨단과학의 승리를 기대하면서 많은 학자가 연구실에서 암과 싸우고 있습니다. 저도 현대의학 분야의 이런 열정적인 헌신과 연구노력이 결실을 맺어 속히 환자들에게 실제 적용되는 시기가 앞당겨지길 소원합니다.

면역력 강화도 모든 의학분야에서 관심을 가지고 있습니다. 이론 상으로는 암을 면역적으로 보았을 때 암세포를 공격하는 활성화된 면역세포만 많게 하면 암을 쉽게 제어하리라는 유토피아적인 생각을 할 수 있습니다.

그러나 면역요법도 체내에 암세포가 일정한 수효를 넘으면 제압하기 어려우며 그동안 검토해온 보완의학적인 면역요법만으로 거대한 암을 제어하는 것도 한계가 있습니다.

따라서 일단 암 세력을 축소할 수만 있다면 이용해야 면역요법도 효과를 발휘할 수 있습니다. 쉽게 표현하면 수천 명의 막강한 반란군을 1개 중대 경찰로 제압하는 것은 불가능합니다.

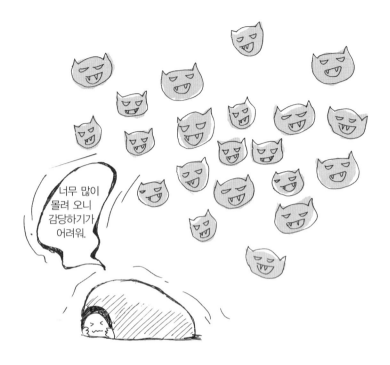

또 이를 위해 경찰을 수만 명으로 늘리려면 시간이 많이 걸리고, 경찰을 늘리려고 애쓰는 시간에 반란군도 더욱 늘어납니다. 그러므로 일단 반란군을 수십 명이 될 때까지 줄일 수만 있다면 승리하기가 더욱 쉬울 것입니다.

면역세포치료는 현대의학적인 면역요법으로 환자의 몸에서 면역세포를 분리해 증폭·활성화 등을 해서 다시 환자의 몸에 주입해 면역력을 높임으로써 양호한 결과를 얻게 하는 방법입니다.

국내는 약품으로, 일본은 의료행위로 구분되어 일본이 쉽게 접근할 수 있다고 봅니다. 국내의 시작은 거의 일본 제휴라고 보시면 되며 여러 회사가 존재했던 십수 년 전에 비해 현재는 N회사 하나만 그런대로 활동하는 것으로 보아 그만큼 치료받은 환우분의 만족도가 문제가 있었던 것으로 추측합니다.

현재 국내에서 일본의 면역세포치료를 이용하는 분이 꽤 많은데 아직 그분들에 대한 정확한 유효율(암이 정체되거나 축소된 경우)은 잘 모르겠습니다. 더구나 해당 병원에서 발표하는 것은 아무래도 신뢰도가 다소 떨어진다고 예측합니다. 그나마 이 분야가 현대의학 분야이므로 가능하고 이것이 바로 현대의학의 최고 장점이기도 합니다.

물론 종양 도달율, 체내 활성화 기간, 사이토카인 부작용, 암세포 인식도, 실제 유효율, 고가의 치료비 등 해결해야 할 문제도 적지 않지만 그래도 가장 기대가 큰 직접적인 면역요법이라 기대가 됩니다. 제가 처음부터 이 분야를 연구하고 싶었는데 일본, 중국과 달리 국내는 법적으로 자유롭게 할 수 없었기에 보완대체의학 분야의 면역요법을 검토했던 것입니다.

보완적인 측면에서는 생긴 암도 중요하지만 암이 생길 수밖에, 자랄 수밖에 없는 내부, 외부환경에 놓인 사람에게 청소도 해주고 기초공사도 다시 해주어야 암 환경에서 멀어진다는 것은 당연합니다.

항상 강조하지만 전설의 고향에 나오는 듯한 낡고 허름한 집에 생긴 무수한 벌레를 없애려면 태우고 약 뿌리고 잘라버리는 것도 중요하지만 집을 다시 수리, 즉 리모델링하는 것도 더불어 중요합니다.

암치료가 끝났다고 암이 나은 것은 아니며 더구나 암투병이 끝난 것으로 착각하면 안 됩니다. 암이 생길 수밖에 없는 암환경을 암이 싫어하는 환경으로 바꾸어야 재발·전이가 줄어든다는 것은 이론상으로 봐도 이해할 수 있고 설득력이 충분합니다.

그래서 어느 암에 대한 보완대체의학 강의를 들어봐도 공통적으로 꼭 포함되는 것이 바로 다음 여섯 분야입니다.

1. 해독(제독) 녹즙, 생채소&녹황색채소, 단식, 반신욕, 냉온욕, 관장, 찜질, 풍욕, 숯가루 등
2. 식이(영양)분야 균형식, 비타민&미네랄 등 음식조절
3. 면역강화제, 효소 등 매우 많음
4. 물, 공기(산소, 햇빛), 운동, 환경(자연, 수맥, 전자파, 다이옥신 등)
5. 정신적 치료 심리치료, 인식전환, 암을 보는 눈, '심신일여(心神一如)의학,' 내적치유, 예술(음악, 미술 등), 스트레스, 심신의학, 요가, 명상, 이미지요법, 스트레스와 자율신경
6. 영적 치유 인명은 재천, 절대자 인정과 만남, 죽음결론, 기도, 찬양, 말씀, 안수

따라서 환우 자신의 물, 공기, 영양, 운동, 휴식, 제독(해독), 면역강화보조제, 예술, 영적·정신적 치유에 대한 고려를 꼭 해야 하며 잘못된 생활습관과 환경개선은 필수입니다.

사실 암이 꼭 낫지는 않았지만 보완대체의학으로 삶의 질도 좋아

지고 삶도 연장되는 경우를 종종 볼 수 있습니다. 더구나 현대의학을 믿고 매달려오다가 치료불가 판정을 받고 깊은 절망에 빠진 환자에게 아직도 무언가 해볼 것이 있다는 것만으로도 용기와 가능성과 기대감을 부여해주는 장점이 있습니다. 단, 경제적으로 허락된 범위에서만 이용하길 권유드립니다.

어쨌든 자기와 비슷한 상황에서 살아난 환자가 있다는 것만도 대단한 힘과 위로를 줄 수 있습니다. 따라서 가능하다면 의료인도 이들 여섯 가지에 관심을 가져주었으면 합니다. 특히 외국의 유명 보완대체의학과 자연의학적인 병원의 효과적인 방법도 국내환자에게 맞는다면 검토해볼 필요가 있습니다.

아시다시피 유럽의 겨우살이 추출물인 미슬토 주사요법이나 풍욕·냉온욕, 붕어운동 등으로 알려진 일본의 니시요법과 커피관장·야채수프·무염식으로 대표되는 거슨요법은 이미 100년 가까운 전통을 지니고 관심 있는 의료인들을 통해 검증되어왔으며 국내에서도 많은 환자가 이용하고 있습니다. 비타민 C 고용량 주사 역시 저도 한 표 던질 정도로 동의합니다.

대부분의 보완대체 분야 암치료는 암세포를 직접 공격하는 방식이 아니라 암으로 저하된 신진대사를 복원해 자연치유력을 높이는 원리입니다.

한의학 분야의 암치료는 제가 평가할 사항은 아니라고 생각합니다. 한의학 분야를 대체의학 범주에 넣는 미국과 달리 우리나라는 이미 국가에서 제도권으로 전통적인 한방의학이라는 장르를 인정해주고 있습니다. 그러므로 한방 분야에서도 이미 병원에서 포기한 암 환자에 대한 좋은 사례나 통계가 나온다거나 현대의학과 협진해서 더 나은 결과가 도출되었다면 긍정적으로 검토해볼 필요는 충분하다고 생각합니다. 이제는 한방의 단일제제도 임상시험을 통해 국민이 신뢰를 더할 수 있도록 과학화도 추진하고 보험 혜택도 되어야 하며 국내 전통의학으로 독자적인 발전을 기대해봅니다.

통합의학은 사실 도움이 될 수 있는 모든 의학과 요법(꼭 의사가 시도하는 것이 아니더라도)에 마음이 열려 있고 패러다임을 과감히 바꾸는 경우에만 가능합니다. 이는 내 것과 네 것을 차별한다면 절대 이룰 수 없습니다. 흑백, OX로 판단하는 한 통합적인 치료는 절대로 성공할 수 없습니다. 물론 근거는 꼭 그 중심에 있어야 하겠습니다.

앞으로 암치료에는 전인건강과 통합의학적 암치료의 시대가 속히 왔으면 하는 바람입니다. 생긴 병만큼 만든 사람의 중요성도 생각하여 환자의 영적·정신적·사회적·환경적 지지와 함께 신체적인 분야에도 이 분야에 유익하고 장점이 되는 모든 의학을 자유롭게 선택해 이용할 수 있어야 한다고 생각합니다.

첨단 현대의학을 비롯해 한방, 보완대체, 민속 등 인간중심의 환경친화적인 요법의 발전도 필요하다고 생각합니다.

■ 매스컴이나 인터넷 분야

현재 현대의학자가 운영하는 암 사이트를 제외한 그밖의 시민단체 사이트 등 암에 관한 사이트에는 거의 대부분 현대의학의 치료범위를 벗어난 분들이 단골로 찾아옵니다.

이들은 현대의학을 하다가 결국 포기했거나, 애초부터 현대의학 불가의 암 진단을 받았거나, 현대의학자에게서 부정적인 예후를 들었던 분들이 대부분입니다. 즉 5년 생존율에서 제외된 분들이라는 뜻입니다.

따라서 현대의학을 보는 그분들의 시각은 병원과 의료인들에게 거의 부정적일 수밖에 없습니다. 제 경험으로는 저에게 찾아온 환자 가운데 80% 이상이 현대의학에 대한 불만족스러운 심경을 드러냈습니다.

그러나 조심스럽기는 하지만 60%대의 5년 생존율을 기록한 의학은 현대의학뿐입니다. 그런 인터넷 매체에 실린 현대의학에 대한 부정적인 글과 생각이(물론 거의 현대의학에 매달렸으나 치료불가 판정이 나온 분들의 글) 자칫 암치료의 주류가 되는 것으로 오해하여 현대의학 암치료의 장점이 희석된다면 오히려 더 위험한 결과를 초래할 수 있습니다.

반대로 현대의학의 도움으로 완치된 암환자들은 현대의학의 공헌에 감사하고 매우 긍정적으로 생각하며 의료인에게도 존경심이 클 수밖에 없습니다. 바꾸어 말하면 오직 현대의학만이 최고라고 생각할 것입니다.

그렇다면 치료 중 포기나 불가라고 판정받은 나머지 환우와 가족의 생각은 반대인 경우가 거의 대다수라는 것도 생각해보아야 합니다. 국내 최고 병원이라는 곳에 대한 평가도 좋다는 분과 안 좋다는 분으로 나뉘어진다는 의미입니다. 그러므로 "어느 병원, 어느 제품, 어느 요법 어때요?"라는 질문은 결국 혼란과 논쟁을 가져오고 혹 명예훼손의 빌미를 제공하기도 합니다. 즉 '결과에 따라 현대의학에 대한 애증이 심히 교차하는 곳이 바로 암분야' 입니다.

이미 병원에서 포기한 분이나 예후가 별로 안 좋다는 이야기를 들은 환우나 가족은 결국 무언가를 찾아 이리저리 방황할 수밖에 없습니다. 쉴새 없이 하루에도 몇 번씩 인터넷을 검색하다가 '암' 이나 '치료', '대체', '기적' 등의 단어를 보면 곧 찾아 들어갈 수밖에 없게 됩니다.

인터넷쇼핑, 메디컬쇼핑이라는 단어가 새삼스럽지 않습니다. 이들은 대부분 정말 나을 수만 있다면 집이라도 팔겠다는 절박한 심정이며 실낱 같은 끄나풀도 잡고자 합니다.

그러니 암이 낫거나 암치료에 도움이 된다면 고가제제나 제품도 서슴없이 사들이는 것입니다. 물론 이는 암환자에 대해 무언가 해드리겠다는 최선의 사랑과 관심의 표시이기도 하며, 나중에는 결과를 떠나 환자에게 최고의 정성을 쏟았다는 간접적인 자위를 받기도 합

262

니다.

그러나 명심할 것은 최소한 10년 이상 되었고 복잡다단한 과정을 거쳐 생긴 결정체가 암인데 그것도 최첨단 현대의학이 포기한 경우를 식품류를 포함해 몇 달 무엇을 먹고 낫는다는 것은 기적이며 그런 마법, 마술 같은 제제를 본 적이 없습니다.

다시 강조하지만 아직까지 현대의학을 포기한 암환자가 뭐 먹고 나은 사람이 두 자릿수, 아니 몇 명 되는 경우도 거의 드물다는 것을 숙지하시기 바랍니다.

그래도 상대가 너무 확신하면 같은 상황에서 나은 분의 연락처를 몇 군데 요구해보시고 그 자료를 주위에 계신 의료인에게 자문해보십시오. 아마 거의 없을 것입니다. 암치료제와 암보조제는 엄연히 다른 것입니다. 거액을 미끼로 완치(?)를 확신하면 완치된 후 사례비를 두 배 드린다고 하고, 치료가 안 되면 몇 배 배상하라는 공증을 꼭 하라고 하십시오(=사후지불제).

불행히도 특정약이 아닌 식품류나 이것저것을 합친 요법을 시도하는 경우는 통계를 만들기가 너무 힘들다는 약점이 있습니다. 예를 들어 어떤 식품을 어떤 특정암환자 수십 명에게 드렸더니 이러이러한 결과가 나왔다고 보고서를 만들기는 거의 불가능한데, 그 이유는 과연 어떤 암환자가 생명을 담보로 오로지 한 가지 식품만 먹겠는가 하는 것입니다.

그래서 차라리 현대의학 불가의 암을 '이것 했더니 이렇게 나았더라' 라는 숫자가 두 자릿수 이상 되고 또 이들 증례가 어느 의료인이 보아도 정말 신뢰도와 객관성이 입증되었다면 충분히 납득이 가지만 이를 찾기도 그리 쉬운 일이 아닙니다. 특히 현대의학 이외의 분야는 재현성과 통계성 문제가 더욱 심각합니다.

재현성은 같은 결과가 다른 환우에게도 나타나는가 하는 것이며, 통계성은 예를 들어 수십 명의 특정환자 가운데 어떤 보완의학 제제를 사용할 때 어떤 결과가 나왔는가 하는 것입니다.

솔직히 단일요법으로 객관적인 치유자료가 10명 이상 되는 제제나 요법이 얼마나 된다고 생각해야 할까요? 아니 무작위대조군시험이나 이중맹검시험 같은 것을 통과한 통계는 둘째치고 의학적인 사례가 완전관해(CR)까지 온 경우는 어느 정도 있나요?

현대의학의 도움이 필요 없는 어떤 분이 수백만 원을 들여 이것저것 다 먹고, 바르고, 여러 요법을 다 했지만 결국 사망하자 그동안 해왔던 모든 것을 '사기제제'라고 혹평하는 사람도 있었고, 반대로 자기가 한 병원밖 요법으로 기적적으로 나았으니 이것이 최고라고 해서 다른 암환자에게 똑같이 시행했으나 다른 환자는 효과를 보지 못한 경우도 매우 많았습니다. 또 기적 같은 비방이라고 자랑하여 한번 시도해보면 정반대인 경우도 많았습니다.

어떤 요법을 시행한 100명 가운데 1명이 좋아졌을 때 99명은 원망 섞인 후회를 하고, 나은 1명은 자기가 했던 방법을 선전하고 다닌다면 이는 절대 옳은 일이라고 볼 수 없습니다. 그래서 통계가 절대적이지는 않지만 적어도 치료방향과 결과 평가에 도움을 줍니다.

암치료에 1톤의 노력이 든다면 예방에는 1그램의 노력만 들이면 된다는 말이 있듯이 암 예방사업과 조기진단사업에 매스컴과 의학이 투자하는 것은 당연하다고 생각합니다. 최근 텔레비전에서 좋은 식품, 금연 등 암예방에 관한 내용을 자주 방송하는 것도 바람직한 방법이라고 생각합니다.

이는 어찌 보면 현재의 암치료율을 높이는 데 가장 중요한 발판이 될 수 있습니다. 만약 50~60대에 암이 생겼다면 이미 30~40대부터 몸과 유전자에 문제가 시작된 것입니다. 그러므로 몸과 마음의 건강을 유지하는 일을 젊을 때부터 해야 하며, 이것이 암예방에도 크게 기여합니다.

■ 현대의학은……

암치료 분야에서 현대의학의 우수성을 인정하고 수용하며 적극적으로 시도해야 합니다. 현대의학은 발전 속도가 가장 빠른 분야이기도 하며, 지금도 암을 정복하기 위해 많은 분이 투자하고 노력하고 있습니다. 물론 저도 생전에 현대의학에서 암 정복이란 쾌거를 이루기를 바랍니다.

저는 여기에 '보완' 할 것이 있다면 간이나 신장기능을 고려하면서 병행해도 무방하다고 생각합니다. 더불어 현대의학 포기 암환자에 대한 대책도 긍정적으로 꼭 세워야 합니다. 특히 이들 중 호스피스 대상이 아닌 분들은 이리저리 방황할 수밖에 없다는 현실이 괴롭습니다.

늘 강조하지만 저는 현대의학 반대론자도 아니고 보완대체의학 지지론자는 더욱 아닙니다. 다만 암환자를 위해 진정으로, 실제로 도움이 될 수만 있다면 의학 장르의 구분없이 환자중심으로 받아들이길 원하는 것뿐입니다. 내가 안 되고 할 수 없는 것을 다른 분이 했다면 존경하고 배우는 자세가 필요합니다.

저는 상대가 누구든 현대의학에서 포기한 암환자들에게 새 생명을 선사했다면 언제든 긍정적으로 검토하고, 그것이 의학적으로 보아 신뢰도가 충분하다면 겸허하게 배울 것입니다.

언제가 될지 모르나 첨단과학이 발전하고 현대의학이 발전하는 상황에서 모두 만족할 만한 암치료 성과가 나온다면 보완대체의학 분야에 관한 모든 검토를 접을 것입니다.

■ (병원밖) 현대의학 이외 분야의 의학 장르는……

현대의학이 포기한 환우를 위해 의학의 과학화가 꼭 필요하며, 정말 효과적이고 실제적인 방법을 찾고 연구하여 옥석을 가려주어야 합니다.

이후 결론이 객관적으로 보아 만족스럽다면 국민에게 알려 이용할 수 있도록 도와주어야 합니다. 이런 것이 합리적으로 발견되었다면 '대체'라는 표현도 할 수 있을 것입니다.

실제로 치료불가 판정을 받은 분을 제외하곤 현대의학을 대체할 만한 치료법이 아직은 없기에 보완 측면으로 활용하면 좋을 듯합니다. 오히려 호스피스 분야 쪽에서는 대체할 수 있는 것이 많다고 생각합니다.

특히 우리나라는 세계적 수준의 현대의학에다가 전통적인 한방의학, 민속의학, 자연의학 그리고 보완(대체)의학까지 함께 어우러져 있으므로 암치료와 관리에 큰 이점이 될 수 있습니다. 이 일을 위해 더불어 하나가 되어(Oneness) 노력만 해준다면 아마 지금보다는 예후도 좋아지고 고통받는 암환우도 줄어들 것으로 기대합니다.

만약 현대의학 치료 불가, 포기판정을 받은 분을 실제 살린 예가 어느 정도가 있다면 국가나 의료인이 적극적으로 나서서 검증해야 합니다. 암환자들은 이제 더는 기다릴 시간이 없고 기다려주지도 못합니다.

그런 면에서 현대판 화타 운운하며 관심이 되었던, 비소제제인 천지산 사건이나 근래 세간에 화제가 된 장병두 옹 사건 모두 이런 연구적인 시각으로 접근했으면 합니다. 진실인지, 사기인지는 결과가 나오면 드러날 것입니다. 이는 현대의학, 한방병원에서 더 해줄 것이 없다는 진단이 나온 분들의 올바른 선택을 위해서도 꼭 필요합니다.

인명은 재천으로 하늘의 몫입니다. 이는 모두 하늘에 맡기고 아무것도 하지 말라는 뜻도, 자포자기하라는 말도 아닙니다. 하늘은 스스로 돕는 자를 돕습니다. 결과는 하늘에 맡기고 자녀와 배우자 앞에서 최선을 다해 후회 없는 멋진 승부를 펼치시라는 뜻입니다. 국가가 2015년을 암정복의 해로 정한 만큼 그대로 이루어졌으면 좋겠습니다.

저는 보통 1년에 수십 회 전국에 걸쳐 호스피스 자원봉사자나 암 환우들을 위해 강의를 하고 있습니다. 강의할 때마다 '당신 멋져' 식 투병을 권합니다.

당 …… 당당하게

신 …… 신바람나게

멋 …… 멋지게

져 …… 져도 장렬하게(품위있게)

저의 사명 4가지와 좌우명을 적어봅니다.

♡ 4가지 사명 ♡

1. 고통 속에 있는 병원 포기, 난치암 환우들에게 희망을 조금이라도 더 주고 갈 수 있다면~

2. 그분들이 편히 이용할 수 있는 저렴한 암 케어센터(병의원, 요양시설)를 만들 수 있다면~

3. 절망 가운데서 영적 요구가 많기에 죽음문제(사후세계)에 대한 소망을 가질 수만 있다면~

4. 내가 이 땅을 떠날 때 '다시 태어나도 의사를 또 택하겠다' 란 마지막 말을 할 수 있다면~

– 나에 대한 평가는 그간 정들었던 우리 암환우들이 할 것이다.

♡ 좌우명 ♡

1. 다 주고 가라 2. 이별연습 충분 3. 하늘소풍 간편

4. 사명감 매진 5. 절대의식 고수

마지막으로 제가 존경하는 어느 분의 말을 인용합니다.

인명은 재천입니다. 암에서 나아도 한 번은 갑니다.
그저 하늘이 부여해준 날까지
당당하게 투병하며 가치 있게 살다가(Well being)
멋지게 영원한 안식처인 본향으로 가면 됩니다(Well dying).

Supplement
부록

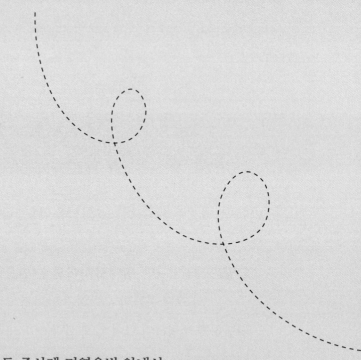

· 미슬토 주사제 면역요법 안내서
· What is Mistletoe Therapy

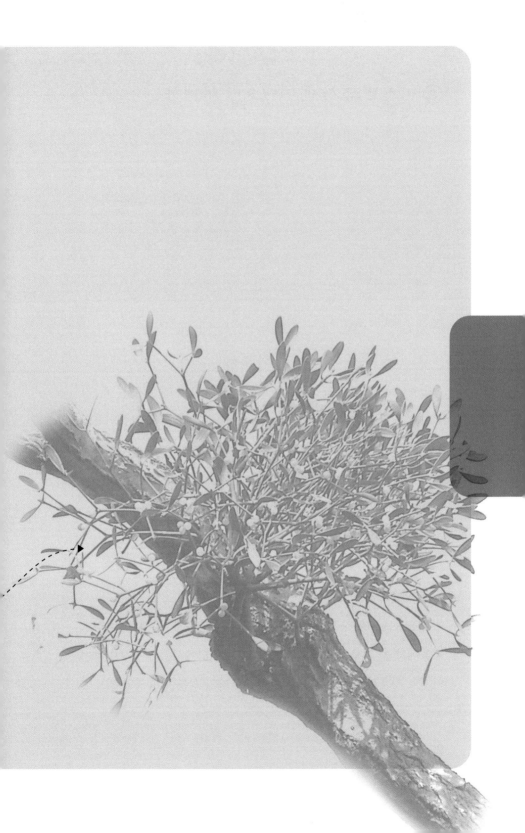

⚙ 미슬토 주사제 면역요법 안내서

이 요법은 1920년에 독일의 루돌프 슈타이너가 창안해 주로 유럽지역(독일, 영국, 오스트리아, 스위스) 중심으로 발전되어온 암치료 방법입니다. 지금은 미슬토 주사요법이 종양의학과 완화의학의 중요한 부분으로 인식되어 있으며, 암치료뿐 아니라 만성B형 간염 및 만성C형 간염과 면역기능의 향상이 필요한 많은 질환에 적용되는 획기적인 치료방법입니다.

■ 미슬토란 무엇일까?

미슬토(Mistletoe : 겨우살이)는 여러 숙주나무에 기생하는 나무로 겨울에 꽃을 피우는 독특한 나무입니다. 한방에서는 상기생이라는 약재로 사용합니다. 미슬토는 1,700여 가지 성분을 가지고 있으며 이 중에서 항암작용, 면역강화작용을 일으키는 중요한 물질은 다음과 같습니다.

① 미슬토 렉틴(Lectin) 렉틴I, II, III는 가장 강력한 항암성분이며 렉틴IV(키틴)는 면역증강물질입니다.

② 비스코톡신(Viscotoxin) 고용량에서는 암세포를 괴사시키며 저용량에서는 면역을 강화합니다.

③ 다당류(Polysaccharides) 면역세포인 NK세포와 LAK세포의 활성도를 증가시킵니다.

④ 소포(Vesicle) 헬퍼T세포의 증식에 강력한 효과를 나타냅니다.

⑤ 베스터(Vester) 단백질과 쿠탄(Kuttan) 펩타이드 항종양 효과를 나타냅니다.

이 중에서 렉틴과 비스코톡신이 가장 중요합니다. 이 성분들은 소화기 효소에 쉽게 분해되므로 주사요법에서만 효과를 발휘할 수 있습니다.

■ 미슬토 주사제는 이렇게 만들어진다

약물로 선택되는 나무는 오염이 없는 20년생 천연나무입니다. 약물이 산소에 의해 산화되지 않게 하는 냉동, 무균, 여과과정을 거쳐 만들어지는 천연약물로 부작용이 거의 없다고 봅니다. 최첨단 기기를 통해 미슬토 성분을 균질화하고 겨울미슬토와 여름미슬토를 혼합하여 미세한 세포막을 형성하여 소포(vesicle)를 만들어 종양치료 효과를 배가합니다.

■ 미슬토 주사제는 이런 경우에 사용한다

① 모든 암의 수술전후 암의 재발을 막아주며 전이를 최대한 억제합니다.

② 항암제, 방사선치료와 병행투여시 항암제나 방사선의 부작용을 줄여주며 몸을 빠르게 회복시켜 줍니다.

③ 수술이 불가능한 경우 면역요법 단독으로도 치유력을 극대화해 수명을 연장하고 고통을 줄여주며 삶의 질을 높입니다.

④ 흉강내 투여시 흉수를 줄이며 흉수의 완전 흡수가 가능합니다.

⑤ 암주위 투여 및 암내 직접주입법 임파선 전이암이나 유방암의 경우 암의 크기를 줄여주고 괴사시킬 수 있습니다.

⑥ 고용량요법 일시에 고용량을 투여하여 암의 빠른 성장을 억제하며 고통을 크게 줄여주어 삶의 질을 최대한 높여줍니다. 이 경우 입원해야 합니다.

⑦ 말기암의 경우 체온을 올려주며 고통감소, 식욕증진, 수면의 활성화로 삶의 질을 높이고 수명을 연장합니다.

⑧ 만성 B형, 만성 C형 간염 간기능을 회복시키며 간암의 진행을
   억제합니다.

■ **미슬토 주사의 사용방법**

① 의사의 감독하에 병원에서 주사하는 게 원칙이나 자가주사도
   가능합니다.

② 유의 사항

＊ 주사시간은 기상 30분 후가 가장 좋습니다.

＊ 주사 요일은 주 3회가 기본입니다(월, 수, 금 또는 화, 목, 토). 필
   요에 따라서는 격일로 투여합니다.

＊ 주사부위는 복부나 엉덩이가 가장 좋습니다.

＊ 주사약은 그늘지고 시원한 곳(여름철은 냉장실)에 보관해야 합
   니다(1~15℃).

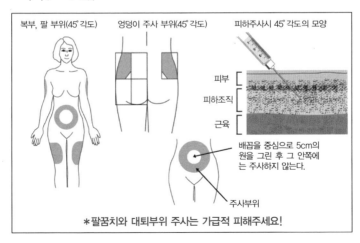

■ 미슬토 주사요법을 시작할 때 발생하는 반응

① 암으로 인한 자각증세가 완화되며 심리적인 안정감이 옵니다

때로는 무력감이나 권태감, 피로감, 약간의 두통 등이 발생하는데 이것은 긍정적인 반응이며 부작용이 아니나 증세가 심하면 상담하여 용량을 줄여야 합니다.

② 국소적인 염증반응이 옵니다(주사 부위의 발적이나 가려움, 멍울)

이것은 아주 중요한 면역반응입니다. 그러나 미슬토의 과반응으로 발적의 크기가 5cm 이상이고 심하게 불편하면 상담해서 용량을 줄여야 합니다. 발적이 안 풀어지면 처음에는 냉찜질을 하고 2일이 지나면 온찜질을 교대로 하면 경감됩니다.

③ 체온이 상승합니다

하루 두 번 체온을 측정합니다(오전 7시와 오후 6시). 30분 정도 휴식한 뒤 규칙적으로 측정합니다. 체온상승은 좋은 면역반응입니다. 단, 체온이 38℃ 이상이면 주사를 중단하고 상담하십시오. 주사 중단 후 하루가 지나도 체온이 정상이 안 되면 다른 원인이 있으니 진찰을 받아야 합니다.

④ 혈액학적 면역수치가 변합니다

＊ 백혈구수 증가(특히 임파구와 호산구수 증가)

＊ 포성면역의 증진 NK세포의 증가, T helper/T suppressor(CD 4/CD8) 세포비의 증가, 사이토카인 증가, 암표지자 감소

■ **미슬토 주사제를 사용할 수 없는 경우**

대체로 모든 암에 사용할 수 있지만 뇌종양, 척수암, 장기이식 후에는 부작용 우려가 있어서 신중하게 사용해야 하며 전문의와 상담해야 합니다.

■ **미슬토 주사제 치료시 어떤 검사를 하나**

치료시작 전에 혈액검사(면역검사, 암표지자, 기초혈액검사)를 실시하며 이 검사는 3~4개월에 한 번씩 실시하나 미슬토 주사제 치료반응을 보기 위해 임파구나 암표지자 검사는 자주 할 수 있습니다. 필요에 따라 화상검사(X선, 초음파, CT, MRI)를 할 수 있습니다.

■ **미슬토 주사제는 언제까지 사용해야 하나**

치료기간의 절대적인 제한은 없습니다. 재발가능성 평가와 환자상태에 따라 치료기간을 결정합니다. 보통 초기환자는 1~2년, 중기환자는 2~3년, 말기나 재발 전이의 경우는 지속적으로 하는 것을 원칙으로 합니다. 그러나 치료효과가 양호한 경우 치료 시작 후 1년이 지나면 주사 빈도를 줄이거나 2~4주의 휴지기를 가지면서 치료할 수 있습니다.

■ **반드시 상담해야 할 경우**

① 체온이 38℃ 이상일 때

② 심한 피로감이나 무력감이 있을 때

③ 발적이나 멍울이 지름 5cm 이상이고 참기 힘들 때

⚜ What is Mistletoe Therapy

This is a method for cancer treatment, which was invented by the german researcher Rudolf Steiner and was being developed mostly in the European countries(Germany, England, Austria, and Switzerland). Nowadays, Mistletoe - Remedy is being recognized as an integral part of oncology and palliative medicine. This method is being applied not only for the cancer treatment but also for the treatment of Chronic B&C Hepatitis and many other diseases requiring improvement of immune ability.

■ What is MISTLETOE?

Mistletoe is an Eurasian special distinguishable Parasitic shrub(that grows on Fir, Pine, Oak, Apple and Ash trees) with evergreen leaves and waxy white berries and it blooms in winter. It is widely being used for herb medicine, namely Sang-gi-sang in the Oriental medicine. Mistletoe contains about 1,700 different ingredients, among which following are the most important substances that produce anti-cancer effects and immunomodulating effects.

① **Mistletoe Lectin** Lectin I, II and III are the most powerful anti-cancer ingredients; and Lectin IV produces immunomodulating effects.

② **Viscotoxin** High dose kills cancer cells and low dose stimulates immune system.

③ **Polysaccharides** It increases the activation of NK cells and LAK cells.

④ **Vesicle** It induces the proliferation of helper T cell.

⑤ **Vester protein and Kuttan peptide** They produce anti-cancer effects.

Lectin and Viscotoxin are the most important ingrdients. Use of injections brings the best results, as these ingrdients are easily dissolved by digestive enzyme.

■ METHOD OF PRODUCTION

Trees selected for medicinal substance are pollution free, 20-year old natural trees. It has no side effects because it is prepared by freezing and sterilization and filtration process without any oxidizing influence of oxygen. With the help of hightechnological instruments, the Mistletoe ingredients are made homogeneous, the summer Mistletoe and winter Mistletoe are mixed together; it causes the formation of fine microscopic cell membrane, which in turn produces Vesicle to double the anti-cancer effects.

■ FIELDOFAPPLICATION

① All Cancer patients, before or after their surgery

Prevents recurrence and metastasis of Cancer.

② Supportive treatment of Chemotherapy and Radiotherapy Decreases sid-effects Chemotherapy and Radiotherapy, and makes recovery faster.

③ When Surgery is impossible Maximizes the immune power of recovery, extends the life span, reduces pain, and improves the quality of life.

④ Inject to pleural space Reduces pleural effusion and makes complete remission possible.

⑤ Injection needed around tumor and on tumor In cases of Metastatic Lymphoma and Breast Cancer, application of Mistletoe causes the decrease in size and necrosis of the tumor.

⑥ High-dose Therapy High-dose injection causes suppression of fast growing Cancer, highly reduction of pain and maximum improvement of the quality of life.

⑦ Terminal stage of Cancer Increases body temperature and reduces pain; increases appetite, enhances sleeping and improvement the qualite of life; thus extending the life span.

⑧ Chronic B&C Hepatitic Helps recovering the Liver function and prevents further growth of liver cancer.

■ METHOD OF APPLICATION OF MISTLETOE INJECTION

① Even though it is an accepted principle that the patient must be injected at the hospital under the control of a doctor, self-injection is also available.

② Regarding Injection

* Time for injection: 30 minutes after wake up in the morning is the best

* Number of Injection: Basically 3 times a week(Monday, Wednesday, Friday or Tuesday, Thurday, Saturday)

* Place of injection: Abdomen OR Hip is proper

* Storage of Injection: Must be kept in cool and dry place, away from sunlight(Keep in refrigerator in summer)

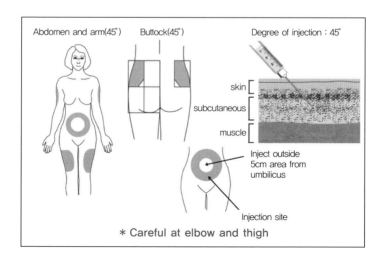

Abdomen and arm(45°) Buttock(45°) Degree of injection : 45°

skin
subcutaneous
muscle

Inject outside 5cm area from umbilicus

Injection site

* Careful at elbow and thigh

■ **REACTION AT THE BEGINNING OF MISTLETOE THERAPY**

① **It gives relief from subjective symptoms of cancer and a sense of psychological security.** Sometimes it may cause a feeling of helplessness or a sense of weariness and light headache. They are not side effects but positive reactions. But if they get worse, the dosages may be adjusted by consulting your doctor.

② **The local inflammation can be shown(redness, itchiness and swelling at the injection site).** This is important symptom showing that the immune system starts to work, but in cases of the local reaction over 5 cm in diameter or the bed condition unbearable, please be advised by your doctor, then decrease the dosage. If the redness and swelling at the injection doesn't disappear, apply the cold compress first and after 2 days hot compress.

③ **The slight increase of body temperature may happen.** Please check your body temperature 2 times a day(7:00 AM and 6:00 PM), but periodically after 30 minutes rest. The increase of the body temperature is good immunereaction, however please postpone. The next in jectionifit's over 38°C and be advised by your doctor. If the high temperature continues over 2 days after skipping the injection, there might be an other reason of the fever.

④ The immune level in blood may increase.

* White Blood Cells increase(Especially the increase of Lymphocytes and Eosinophiles).

* Improvement in cell mediated immunity: The numbers of NK cell increase.

* The ratio of T helper/T suppressor(CD4/CD8) and the Cytokines increase.

* The tumor markers decrease.

■ Q & A

* Is mistletoe treatment applicable to any kind of cancer?

Generally it can be used for almost every cancer patients, but in cases of brain tumor, spinal tumor and organ transplantation, the advice from your doctor is required.

* What kind of test is required before Mistletoe
  therapy?

The blood test is needed before the therapy(Immune ability, Tumor marker and basic blood test).

This test may happen once per 3-4 months, but the test for the Lymphocytes and the Tumor markers can be checked more often to see how the therapy activate the immune system.

Also the X-ray, Ultra Sound, CT and MRI tests, if necessary.

* How long is the duration of Mistletoe therapy?

There is no absolute time limit of the duration of therapy. Your doctor will decide on the duration of therapy in accordance with the condition of the patient, based on medical reports and the individual possibility of recurrence. Generally 1-2 years for the early stage patients, 2-3 years for the middle stage, for the terminal stage and recurred patients the mistletoe therapy should be continued more than years. When the progress is good, the frequency of injections may be reduced after one year therapy or a break of 2-4 weeks can be possible.

* When should I consult to your doctor?

When the body temperature is over 38℃.

When the extreme fatigue and general ill feeling don't disappear until the next injention time.

When the redness or the local swelling size is over 5cm in diameter and can't be bearable.

참고문헌

- Antony, S., Kuttan, R., Kutan, G.: Effect of viscum album in the inhibition of lung metastasis in mice induced by B16F10 melanoma cells. J. Exp. Clin. Cancer Res., 159-162(1997) B16F10 melanoma

- Beuth, J., Stoffel, B., Samtleben, R., Staak, O., Ko, H.L., Pulverer, G., Wagner, H.: Modulating activity of misteltoe lectins 1 and 2 on the lymphatic system in BALB/c -mice. Phytomedicine Vol. 2(3), 269-273(1996)

- Beuth, J., Ko, H.L., Tungal, L., Pulverer, G.: Das Lektin der Mistel als Immunmodulator in der adjuvanten Tumortherapie. Deutsche Zeitschrift für Onkologie, 25(3), S. 73-76(1993)

- Büssing, A.: Induction of apoptosis by the mistletoe lectins: A review on the mechanisms of cytotoxicity mediated by Viscum album L. Apoptosis 1, 25-32(1996)

- Büssing, A., Suzart, K., Schweizer, K.: Differences in the apoptosis-inducing properties of Viscum album L. extracts. In Büssing, A.(Ed.): Viscum album L. treatments in cancer. Anti-Cancer Drugs, Vol. 8, Suppl. 1, 9-14(1997)

- Douwes, D.R., Kalden, M., Frank, G., Holzhauer, P.: Behandlung des fortgeschrittenen kolorektalen Karzinoms. Deutsche Zeitschrift für Onkologie 20(3), 63-67(1988)

- Drees, M., Berger, D., Dengler, W.A., Fiebig, H.H.: Direct cytotoxic effects of preparations used as uncovential methods in cancer therapy in human tumor xenografts in the clonogenic assay and in nude mice. In

288

W. Arnold, P. Köpf-Maier, B. Micheel (Ed.): Contributions to oncology 51 Immunodeficient animals: Models for Cancer Research 115-122. Karger Verlag, Basel(1996)

• Douwes, D.R., Wolfrum, D.I., Migeod, F.: Ergebnisse einer Prospektiv randomisierten Studie: Chemotherapie versus Chemotherapie plus, "Biological Response Modifier", bei metastasierendem kolorectalem Karzinom. Krebsgeschehen 18(6), 155-164(1986)

• Evans, M.R., Preece, A.W.: Viscum album- a possible treatment for cancer? Bristol Med Chir J 88, 17-20(1973)

• Edlund, U.: Wechselwirkungen zwischen Polysacchariden und Lektinen der Mistel(Viscum album L.), Dissertation, Universität Witten(1999)

• Elsas, S.M., Cloughesy, T., Bronstein, J.: A novel combined cytotoxic and immune therapy for glioma in a rat model using Viscum album. Third annual meeting of the Society for Neuro-Oncology, November 12-15, San Francisco, California(1998)

• Evans, M.R., Preece, A.W.: Viscum album-a possible treatment for cancer? Bristol Med Chir J 88, 17-20(1973)

• Fintelmann, V.: Therapie der chronischen Hepatitis B und C, Merkurstab, S. 25, Sonderheft Juni (1997)

• Fischer, S: Immunstimulation und synergistischer Effekt mit Vesikeln aus Mistelextrakten, Erfahrungsheilkunde 46, 341-348 (1997)

• Fischer, S., Scheffler, A. Kabelitz, D: Reaktivität von T-Lymphozyten gegenüber Mistelinhaltsstoffen. In: R. Scheer, H. Becker, P.A. Berg(Ed.): Grundlagen der Misteltherapie, Hippokrates Verlag, Stuttgart, 213-223(1996a)

• Fischer, S., Scheffler, A. Kabelitz, D: Activation of human $\gamma\delta$T-cells by heat-treated mistletoe plant extracts, Immunology letters 52, 69-72(1996b)

• Fischer, S., Scheffler, A., Kabelitz, D: Stimulation of the specific immune system by mistletoe extracts, Anti-Cancer Drugs 8(suppl), S. 33-37(1997a)

• Fischer, S., Scheffler, A., Kabelitz, D.: Oligoclonal in vitro response of CD4 T-cells to vesicles of mistletoe extracts in mistletoe-treated cancer patients. Cancer Immunology Immunotherapy, 44, 150-156(1997b)

• Franz, H.: Mistletoe lectins(2). In: H. Franz(Hrsg): Advances in Lectin Research, 4, 33-50. Springer-Verlag, Berlin(1991)

• Hajto, T., Hostanska, K., Frei, K., Rohrdorf, C., Gabius, H.J.: Increased secretion of tumor necrosis factor a, interleukin 1, and interleukin 6 by human mononuclear cells exposed to B-galactosid-specific lectin from clinically applied mistletoe extract. Cancer Research, 50, 3322-3326(1990a)

• Hajto, T., Hostanska, K., Vehmeyer, K., Gabius, H.J.: Immun-modulatory effects by mistletoe lectins. In: H.J. Gabius, G.A Nagel.(Hrsg): Lectins and Glycoconjugates in Oncology, 199-206. Springer-Verlag, Berlin, Heidelberg(1988)

• Heiny, B. -M., Beuth, J.: Mistletoe extract standardized for galactoside-specific lectin(ML-1) induces β -endorphine release and immunopotentiation in breast cancer patients. Anticancer Research 14, 1339-1342(1994a)

• Hemmerich, F.H.: Erfahrungen mit Viscum in der Frauen- heilkunde und Geburtsmedizin, Erfahrungsheil-kunde 46(9)(1997)

• Hülsen, H., Doser, C. and Mechelke, F.: Differences in the in vitro effectiveness of preparations produced from mistletoes of various host trees. Arzneimittel-Forschung Drug research, 36, 433-436 (1986)

• Hajto, T., Hostanska, K., Fornalski, M., Kirsch, A.: Antitumorale Aktivität des immunmodulatorisch wirkenden Betagalaktosidspe-zifischen Mistellektins bei der klinischen Anwendung von Mistelextrakten(Iscador). Deutsche Zeitschrift für Onkologie, 23(1), 1-5(1991)

- Heiny, B.-M., Beuth, J.: Mistletoe extract standardized for galactoside-specific lectin(ML-1) induces β-endorphine release and immuno-potentiation in breast cancer patients. Anticancer Research 14, 1339-1342(1994a)

- Henn, W.: Verlauf der Körpertemperatur und der Zahl peripherer Blutzellen unter Berücksichtigung ihrer Zirka-dianrhythmik bei Mamma-Karzinom-Patientinnen vor und während der Therapie mit einem Mistelprä parat-Eine explorative Studie-, Dissertation an den Medizinischen Fachbereichen der Freien Universität Berlin (1995)

- Janssen, O., Fischer, S., Fiebig, H.H., Scheffler, A., Kabelitz, D.: Cytotoxicity of mistletoe extracts and mistletoe lectins towards tumour cells due to the induction of apoptosis. In Bardocz, S., Pfüller, U., Pusztai, A.(Eds.): COST 98: Effects of antinutritional value of legume diets. Office for Official Publications of the European Communities, Luxembourg, 157-163(1998)

- Kienle, G.: Die Misteltherapie des Mammakarzinoms im Vergleich zu Chemo-und Strahlentherapie. Z Allg Med 57(5), 328-337(1981)

- Khwaja, T.A., Dias, C.B., Papoian, T., Pentecost, S.: Studies on cytotoxic and immunologic effects of Viscum album(mistletoe). Proc Am Ass Cancer Res 22, 253(1981)

- Kaiser, G., Birkmann, J., Braun, W., Büschel, G., Horneber, M., Fischer, S., Scheer, R., Smetak, M., von Laue, B., Gallmeier, W.M.: Studiendesign und erste Ergebnisse einer prospektiven, plazebokontrollierten, doppelblinden, randomisierten Studie mit ABNOBAviscum Mali 4. Mistelsymposium II , 12.-14. November, Nonnweiler Germany(1999)

- Khwaja, T.A., Dias, C.B., Pentecost, S.: Recent studies in the anticancer activities of mistletoe(Viscum album) and its alkaloids. Oncology 43(Suppl 1), 42-50(1986)

• Kopp, J., Körner, I.J., Pfüller, U., Göckeritz, W., Eifler, R., Pfüller, K., Franz, H.: Toxicity of mistletoe lectins I, II and III on normal and malignant cells. In van Driesche, E., Franz, H., Beeckmans, S., Pfüller, U., Kallikorm, A., BΦg-Hansen, T.C.(Eds.): Lectins: Biology, Biochemistry, Clinical Biochemistry-Volume 8, 41-47 (1993)

• Kubasova, T., Pfüller, U., Köteles, G.J., Csollak, M., Eifler, R.: Comparative studies on some cellular and immunological effects of mistletoe isolectin in vitro. In: Lectins: Biology, Biochemistry, Vol. 11, pp. 240-244. Eds: Van Driessche, E., Rougé, P., Beeck- mans, S., Bog-Hansen, T.C.: Textop, Hellerup(Denmark)(1996)

• Kuttan G., Kuttan, R.: Reduction of leucopenia in mice by "Viscum album", administration during radiatio and chemotherapy. Tumori 79, 74-76(1993)

• Leon, L., Kischkel, F.C., Walczak, H., Breitkreuz, R., Scheer, R., Scheffler, A., Fischer, S., Andersen, R.: Induction of apoatosis in various human tumor cell lines by Viscum album L.(Abstract) 23. Congress of Deutsche Krebsgesellschaft, Berlin 8.-12. Juni(1998)

• Leroi, R.: Viscum album therapy of cancer. Br Homeopath J.67(3), 167-184(1978)

• Leroi, R.: Nachbehandlung des operierten Mammakarzinoms mit Viscum album. Helv Chir Acta 44, 403-414(1977)

• Leroi, R., Hajto, T.: Die Iscador-Therapie beim Ovarialkarzinom. Krebsgeschehen 14(2), 38-40(1982)

• Mahfouz, M.M., Ghaleb, H.A., Zawawy, A., Fischer, S., Scheffler, A.: Significant tumor reduction, Improvement of quality of life and normalisation of pain and sleeping pattern of cancer patients treated with a high dose of Mistletoe. 10th NCI-EORTC Sympo- sium, June, 16-19, 1998 Amsterdam(1998)

- Matthes, H., Grah, C., Biesenthal, S: Therapiestudie zur Hepatitis C mit ABNOBAviscum und Solanum lycopersicum, Merkurstab, S. 26, Sonderheft Juni(1997)
- Nabrotzki, M.: Intratumoral mistletoe therapy of a recurrence of a Duodenum Carcinoma. Internal research report(22. 10. 1999)
- Penter, R., von Laue, H.B., Woernle, M.: Pharmacodynamic effects of initially high dosages of mistletoe extract ABNOBAviscum Fraxini. Research report(1999)
- Pfüller U.: Immunmodulation durch Mistelinhaltsstoffe. In: Grundlagen der Misteltherapie, Scheer R., Becker H., Berg P.A. (eds.) Hippokrates-Verlag, Stuttgart, 170(1996)
- Ribéreau-Gayon, G., Jung, M.L., Beck, J.P., Anton, R.: Lectins and viscotoxins from mistletoe(Viscum album L.) extracts: develop- ment of a bioassay of lectins. In: Lectins, Vol. 8: Biology, Biochemistry, Clinical Biochemistry, pp. 21-28. Eds.: van Driessche, E., Franz, H., Beeckmans, S., Pfüller, U., Kallikorm, A., Bog-Hansen, T.C., Textop, Hellerup(Denmark)(1993).
- Ribéreau-Gayon, G., Jung, M.L., Frantz, M., Anton, R.: Modulation of cytotoxicity and enhancement of cytokine release induced by Viscum album L. extracts or mistletoe lectins. In Büssing, A.(Ed.): Viscum album L. treatments in cancer. Anti-Cancer Drugs Vol. 8, Suppl. 1, 3-8(1997)
- Schaller, G., Urech, K., Giannattasio, M., Jäggy, C.: Viscoto-xinspektren von Viscum album L. auf verschiedenen Wirtsbäumen. In: R. Scheer, H. Becker, P.A. Berg(Ed.): Grund- lagen der Misteltherapie, Hippokrates Verlag, Stuttgart, 105-110(1996b)
- Scheffler, A., Richter, C., Beffert, M., Errenst, M., Scheer, R.: Differenzierung der Mistelinhaltstoffe nach Ort und Zeit. In: R. Scheer, H. Becker, P.A. Berg(Ed.): Grundlagen der Misteltherapie, Hippokrates

Verlag, Stuttgart, 49-76(1996a)

- Scheffler, A., Mast, H., Fischer, S., Metelmann, H.-R.: Komplette Remission eines Mundhöhlenkarzinoms nach alleiniger Mistelbehandlung. In: R. Scheer, H. Becker, P.A. Berg(Ed.): Grundlagen der Misteltherapie, Hippokrates Verlag, Stuttgart, 453-466(1996b)

- Schink, M.: Mistletoe therapy for human cancer: the role of the natural killer cells. In Büssing, A.(Ed.): Viscum album L. treatments in cancer. Anti-Cancer Drugs Vol. 8, Suppl. 1, 47-52(1997)

- Schwarz, T., Paul-Klausch, B., Wehenmeyer, R., Lentzen, H.: Viscum album agglutinin I increases killing activity of human peripheral blood mononuclear cells against a bladder tumour cell line in vitro. In Bardocz, S., Pfüller, U., Pusztai, A.(Eds.): COST 98: Effects of antinutritional value of legume diets. Office for Official Publications of the European Communities, Luxembourg, 181-186(1998)

- Stein, G.M., Henn, W., von Laue, H.B., Berg, P. A.: Modulation of the cellular and humoral immune responses of tumor patients by mistletoe therapy, European Journal of Medical Research 3, 194-202(1998c)

- Stein, G.M., von Laue, H.B., Henn, W., Berg, P.A.: Mistletoe extract induced activation of immune parameters. Immuno- biology 197; 2-4(1997b) 354

- Stumpf, C., Schietzel, M.: Intrapleurale Instillation eines Extraktes aus Viscum album L. zur Behandlung maligner Pleuraergüsse; Tumordiagnostik und Therapie, 15(2), 57-62(1994)

- Stumpf, C., Büssing, A.: Stimulation of antitumor immunity by intrapleural instillation of a Viscum album L. extract. Anti-Cancer Drugs Vol. 8, Suppl. 1, 23-26(1997)

- Scheer, R., Errenst, M., Scheffler, A.: Wirtsbaumbedingte Unterschiede von Mistelpräparaten. Dtsch. Zschr. Onkol. 27(6), 143-149(1995)

- Scheffler, A., Musielski, H., Scheer, R.: Synergismus zwischen Lektinen und Vesikeln von Viscum album L., Dtsch. Zschr. Onkol. 27, (3) 72-75 (1995)
- Selawry, O.S., Vester, F., Mai, W., Schwartz, M.R.: Zur Kenntnis der Inhaltsstoffe von Viscum album. II. Tumorhemmende Stoffe. Hoppe-Seyler's Z Physiol Chem 324, 262-281(1961)
- Stumpf, C., Schietzel, M.: Intrapleurale Instillation eines Extraktes aus Viscum album L. zur Behandlung maligner Pleuraergüsse; Tumordiagnostik und Therapie, 15(2), 57-62(1994)
- Urech, K.: Mistelinhaltsstoffe und Krebskrankheit. Merkurstab 45(6), S. 445-453(1992)
- von Laue, H.B., Jacobi, U.: Immunstimulierende Wirkung einer Misteltherapie mit ABNOBAviscum in der onkologischen Nachsorge. Deutsche Zeitschrift für Onkologie, 20, 68-72(1988)
- von Laue, H.B.: Mistletoe Treatment of Melanoma Brain Metastases-A Special Case. In: Altmeyer, P., Hoffmann, K., Stücker, M.: Skin Cancer and UV Radiation, 1315-1322, Springer Verlag Berlin Heidelberg(1997)
- Wagner, R.: Ovarial-Ca und Mistletherapie. Merkurstab 49(2), 152-153(1996)
- Werner, H., Fares, L., Fouad, F., Ghaleb, H.A., Hamza, M.R., Kourashy, L., Mahfouz, M.M., Mobarak, A.L., Moustafa, A., Saed, S., Zaky, O., Zawawy, A., Fischer, S., Scheer, R., Scheffler, A.: Zur Therapie des mal ignen Pleuraergusses mit einem Mistelpräparat. (Abstract) Krebskongress der DGO Baden-Baden(1998)
- Wolf, P., Freudenberg, N., Konitzer, M.: Analgetische und stimmungsaufhellende Wirkung bei Malignom-Patienten unter hochdosierter Viscum-album-Infusionstherapie. Erfahrung- sheilkunde 43(5), 262-264(1994)

중앙생활사 Joongang Life Publishing Co.
중앙경제평론사 | 중앙에듀북스 Joongang Economy Publishing Co./Joongang Edubooks Publishing Co.

중앙생활사는 건강한 생활, 행복한 삶을 일군다는 신념 아래 설립된 건강 · 실용서 전문 출판사로서
치열한 생존경쟁에 심신이 지친 현대인에게 건강과 생활의 지혜를 주는 책을 발간하고 있습니다.

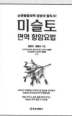

미슬토 면역 항암요법 〈최신 개정판〉

초판 1쇄 발행 | 2017년 2월 18일
개정초판 1쇄 인쇄 | 2022년 1월 20일
개정초판 1쇄 발행 | 2022년 1월 25일

지은이 | 김태식(TaeSik Kim) · 한현수(HyunSoo Han)
펴낸이 | 최점옥(JeomOg Choi)
펴낸곳 | 중앙생활사(Joongang Life Publishing Co.)

대 표 | 김용주
편 집 | 한옥수 · 백재운
디자인 | 박근영
마케팅 | 김희석
인터넷 | 김회승

출력 | 케이피알 종이 | 에이엔페이퍼 인쇄 | 케이피알 제본 | 은정제책사

잘못된 책은 구입한 서점에서 교환해드립니다.
가격은 표지 뒷면에 있습니다.

ISBN 978-89-6141-289-6(03510)

등록 | 1999년 1월 16일 제2-2730호
주소 | ㉾04590 서울시 중구 다산로20길 5(신당4동 340-128) 중앙빌딩
전화 | (02)2253-4463(代) 팩스 | (02)2253-7988
홈페이지 | www.japub.co.kr 블로그 | http:/blog.naver.com/japub
페이스북 | https://www.facebook.com/japub.co.kr 이메일 | japub@naver.com
♣ 중앙생활사는 중앙경제평론사 · 중앙에듀북스와 자매회사입니다.

도서
주문
www.japub.co.kr
전화주문 : 02) 2253 - 4463

중앙생활사/중앙경제평론사/중앙에듀북스에서는 여러분의 소중한 원고를 기다리고 있습니다. 원고 투고는 이메일을
이용해주세요. 최선을 다해 독자들에게 사랑받는 양서로 만들어드리겠습니다. **이메일** | japub@naver.com

암을 이기는 면역요법

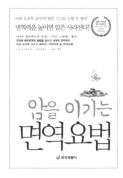

암에 걸려 죽는 사람이 있고, 암을 이겨내는 사람이 있다. 이 둘 사이에는 어떤 차이점이 있는 것일까? 이 책에서는 '면역력'이 바로 그 차이점이라고 밝히며, 면역학의 1인자인 아보 도오루 교수가 면역력을 높여 암을 극복하는 구체적인 방법은 물론 암에 걸리지 않기 위한 6가지 지침도 알려준다.

아보 도오루 지음 | **이균배** 옮김 | **김태식** 추천 | 12,000원

암 전문의가 알려주는 암을 이기는 최강의 밥상

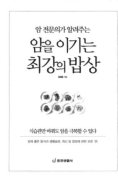

이 책은 암을 이기는 식단부터 생활습관까지 항암을 위한 모든 지식을 담았다. 그 누구보다도 암 환자를 많이 만나는 전문의가 의학적이고 정확한 건강 노하우를 누구나 쉽고 재미있게 배울 수 있도록 소개한다. 또 독자들이 식습관과 생활습관을 어떻게 교정해야 하는지와 몸은 물론 마음의 건강도 증진시키는 길을 제시한다.

임채홍 지음 | 15,000원

사람이 병에 걸리는 단 2가지 원인

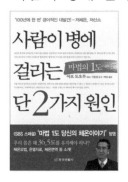

인간은 왜 병에 걸리는가? 그것은 과로나 스트레스, 수면 부족 등으로 인한 저체온·저산소의 2가지 원인 때문이다. 이 책은 면역학의 세계적 권위자 아보 도오루 교수가 우리 몸의 2가지 에너지 공장인 해당계와 미토콘드리아계를 균형 있게 활용해 암, 당뇨병, 아토피, 류머티즘 등 각종 질병을 예방·치유할 수 있는 획기적 방법을 제시해준다.

아보 도오루 지음 | **기준성** 감수 | **박포** 옮김 | 12,900원

아보 도오루 체온면역력

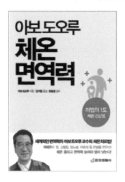

KBS 〈생로병사의 비밀〉, SBS 〈SBS 스페셜〉 등에 출연, 국내에 온열치료법 열풍을 불러일으킨 세계적 면역학자 아보 도오루 교수 필생의 역작이다. 이 책에서는 목욕이나 자세, 어떠한 기분을 갖는가에 따라서 체온이 오르고 면역력을 높일 수 있는지를 상세한 그림을 곁들여 재미있고 알기 쉽게 소개한다.

아보 도오루 지음 | 김기현 옮김 | 한승섭 감수 | 12,000원

병에 걸리지 않는 생활습관병 건강백서

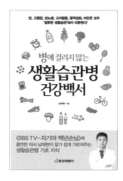

SBS TV 〈자기야 백년손님〉에 출연한 의사 남재현 박사가 알기 쉽게 가르쳐주는 생활습관병 기초상식! 저자는 이 책에서 비만, 당뇨병, 고혈압, 이상지혈증, 동맥경화증(심장병, 중풍), 골다공증 등 생활습관병을 예방하기 위해 우리가 일상생활에서 어떻게 생활하는 것이 좋은지와 그 치료법을 알기 쉽게 설명해준다.

남재현 지음 | 15,000원

신비한 물 치료 건강법

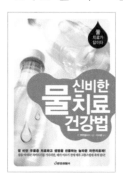

수백 차례 라디오와 텔레비전 프로그램에 출연해 물의 자연치유력을 전 세계인에게 알리는데 기여한 내과의사 뱃맨겔리지 박사가 암, 비만, 우울증 치료법은 물론 당뇨병, 요통, 변비, 심장마비, 뇌졸중, 주의력결핍장애, 불면증, 알츠하이머병, 파킨슨병, 루게릭병 등 각종 질병 예방법을 알기 쉽게 소개한다.

F. 뱃맨겔리지 지음 | 이수령 옮김 | 14,000원

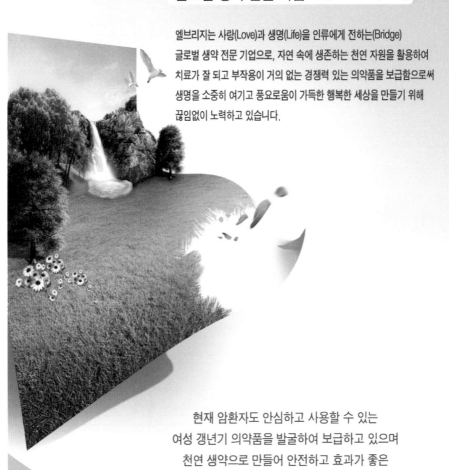

글로벌 생약 전문 기업 엘브리지

엘브리지는 사랑(Love)과 생명(Life)을 인류에게 전하는(Bridge)
글로벌 생약 전문 기업으로, 자연 속에 생존하는 천연 자원을 활용하여
치료가 잘 되고 부작용이 거의 없는 경쟁력 있는 의약품을 보급함으로써
생명을 소중히 여기고 풍요로움이 가득한 행복한 세상을 만들기 위해
끊임없이 노력하고 있습니다.

현재 암환자도 안심하고 사용할 수 있는
여성 갱년기 의약품을 발굴하여 보급하고 있으며
천연 생약으로 만들어 안전하고 효과가 좋은
호흡기질환, 알레르기, 신경성 피부염, 류머티즘 치료제 등을
보급하고자 노력하고 있습니다.

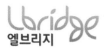

엘브리지

WWW.LBI.CO.KR
(주)엘브리지
소비자상담전화 : 080-544-2288

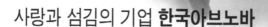

사랑과 섬김의 기업 한국아브노바

한국아브노바는 사랑과 섬김의 정신에 따라 설립된 기업으로
자연속에 생존하는 천연자원을 활용하여 인류의
건강과 삶의 질을 향상시키는 전인적인 치료와 부작용이 거의 없는
의약품을 보급하는데 최선을 다하고 있습니다.

현재 겨우살이에서 추출한 미슬토 주사제를 보급하고 있으며
독일, 스위스, 호주 등 세계 유명 제약 기업과
신제품 개발 공동 연구 및 기술 제휴로
좋은 의약품을 공급하고자 노력하고 있습니다.

abnoba KOREA
㈜한국아브노바
www.abnoba.co.kr

소비자상담실 : 080 544 2288

통합적인 면역항암치료
미 슬 토 주 사

미슬토 면역항암요법은 암세포의 성장을 억제시키며,
동시에 암환자의 면역상태를 개선시켜 줍니다.

미슬토는 항암치료의 효과를 높입니다.

- 암의 전이와 재발이 감소됩니다.
- 암환자의 생존기간이 연장됩니다.
- 화학요법, 방사선 요법과의 병용치료로 인한
  부작용을 경감시킵니다.

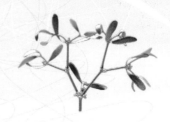

미슬토는 환자의 삶의 질을 향상시킵니다.

- 암환자의 통증을 줄이고, 식욕을 개선시키는 등의
  일상생활에서의 삶의 질을 향상시켜 줍니다.
- 암환자가 겪고 있는 수면장애나 우울, 불안 등을
  개선시켜 삶의 질을 향상시키는데 도움을 줍니다.

" 유럽에서는 이미 80여년간 항암 치료에 사용되어 왔으며
현재 독일에서는 암환자의 60% 이상에 적용되고 있습니다.
미슬토 주사제는 국내에서도 의과대학 부속병원, 종합병원, 암 전문 클리닉,
요양병원 등 많은 병원에서 사용되고 있는 전문의약품 입니다. "